O ANJO ANDRÓGENO

Estevan Casanova

Editora Verso

Editora InVerso

R. Clóvis Bevilaqua, 352 – Cabral – Curitiba-PR
80035-080 – Tel.: (55 41) 3254-1616 – 3538-8001
editorainverso@editorainverso.com.br
www.facebook.com/editorainversoo
www.editorainverso.com.br

Coordenação Editorial
Cristina Jones
Editora InVerso

Capa
Adriane Baldini

Contatos do autor
Facebook: Estevan Graboski Casanova
Instagram: @oestevaan

Dados internacionais de catalogação na publicação
Mona Youssef Hammoud – CRB/ 9ª -1393

C335o CASANOVA, Estevan. **O anjo andrógeno**
Curitiba: InVerso, 2018
104p. 15x21cm

ISBN: 978-85-5540-129-9

1. Romance. 2. Cartas de despedidas de amor.
I. Título

CDD. B890

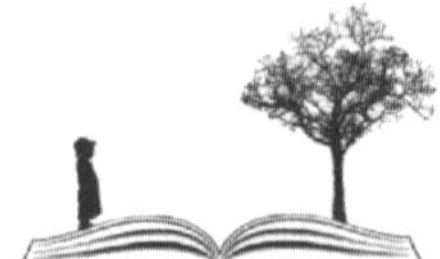

A L., sem mais.

Agradecimento

A Deus, por me permitir imaginar,
observar, escrever e, quando muito,
concretizar minhas histórias.

1

Não sei como começar, mas sinto que preciso lhe falar. Há tanto de ti aqui e sei que você, de uma forma ou de outra, precisa saber. Há uma porção de terra infiltrada nesse imenso oceano que me cerca. A terra é você, o oceano sou eu, felizmente. Tenho em mim ainda tanto para lhe dar, mas graças a você e suas decisões frustradas, isso será apenas por palavras. Uma nuvem negra e cegante tem me cercado e tirado minha paz nestes últimos dias, tamanha a necessidade de te entregar tudo que te pertence. A água salgada aos poucos engole a terra que sobra nesse oceano que eu me torno a cada dia, e felizmente a água salgada me limpa, me purifica e, aos poucos, suga de mim tudo que você me deixou. Uma carta foi a maneira mais conveniente de te devolver tudo que ainda ficou aqui e que ainda boia no meu estômago. E, sim, eu preciso vomitar antes que eu me engasgue dormindo, num acesso de refluxo. Você sabe que de uma hora pra outra a vida nos devolve o que lançamos para os outros e não lhes pertence. Sim, nesses poucos anos aprendi muito sobre você e com você, e também sobre a vida. Qual o propósito disso? Não sei! É o mesmo propósito de ter um aquário de peixes coloridos, qual é a serventia disso? Apenas embelezar o ambiente? Então a tua única serventia era embelezar meu ambiente, minha vida? Sem contribuir em nada além disso? Será que a resposta é tão simples assim? Então por que as pessoas se tornam tão importantes ao longo dos dias, só pra embelezar? No sentido estético da palavra? Não sei. Me é confuso.

Sabe que por um momento tenho acessos de rasgar esse papel e não te escrever nada? Mas, sabe? Ultimamente tenho muito mais importância pra mim mesmo do que pelos outros. As minhas intenções altruístas acabaram. Te informo também que não faço isso por você, pois, quem sabe, você nem leia essas linhas. Faço por mim mesmo, por vomitar. Pra me dar de presente reviver pela última vez as sensações que você me causa, como se um pedaço de mim fosse cortado do meu corpo para sempre. Uma folha que se desprende do galho pra sempre, apodrece e morre. É assim que eu quero que esse meu pedaço termine. Sim, pois um dia você nasceu em meu galho, fez parte da minha árvore, mas hoje está caindo e para sempre. A primavera está chegando, olhe pela janela. O vento fresco bate em meu rosto enquanto escrevo e lembro de ti apenas como uma sombra do meu passado, alguém que veio me visitar e foi embora. Mas que marcou. Quero que você seja para mim uma espécie de borboleta que voou, fez toda sua função biológica na natureza e no tempo hábil morreu e secou. E no final, quando caída, uma criança se aproximou, pegou-a e num isopor a espetou com um alfinete de cabeça vermelha. Estas linhas representam isso. Você espetado num isopor, esquecido para sempre no escuro porão da minha existência.

É, eu sei, o vaso se quebrou e os cacos ficaram espalhados pelo tapete. A empregada nem teve a gentileza de recolhê-los — os meus pedaços. Você provavelmente não sabe quanto custou esse vaso. É, tenho certeza de que não sabe. Nestes últimos tempos, cheguei à conclusão de que não somos obrigados a nada, muito menos gostar de alguém, e quando te conheci sabia que não duraria nem o tempo de te esquecer. Lembro-me como se fosse hoje, eu saindo pela porta só com o corredor frio à minha frente. Uma tarde de junho, um beijo frio no canto da boca. Você é de gêmeos, escorpião ou touro? Bem, para mim, tanto faz. Sei que você ficou e eu saí, fechei aquela porta para sempre, e teus olhos verdes hoje são só rabiscos na memória.

Quero te dizer que não sei ainda por onde começar a te devolver tudo. Estou dando voltas nas palavras, achando um gancho que me permita te entregar minhas memórias, sensações e sentimentos. Uma chuva torrencial despenca e aos poucos começa a me lavar e tirar daqui todos os resquícios que sobram da tua doce, enjoada e leve existência. Sei que depois que eu te der tudo que te pertence, é como se eu estivesse descansando à beira-mar com o sol batendo em meu rosto, e essa chuva vai parecer somente uma brisa do passado, quando meus amigos e eu tomávamos banho de chuva nas tardes de verão. E a nossa maior diversão era o cano que saía da calha no canto da casa do vizinho.

Ontem à noite eu demorei pra dormir. Fiquei pensando na maneira de me desfazer dessas sobras suas que ainda vivem em mim. A noite é uma excelente companheira: junto com a solidão, tem feito dos meus dias angustiantes momentos de libertação e de purificação. É como se eu passasse por um filtro, e, a cada vez, algo se desprendesse de mim e ficasse preso nos furos do filtro, sobrando só a essência, vermelha, escarlate, no fundo do copo. Novamente eu me coo, me rasgo, e um vermelho cada vez mais fino aparece no fundo. As sujeiras, eu deixo aqui pra você fazer o que quiser delas, pois a partir deste processo de filtragem elas não me pertencem mais. Faça o que quiser.

A partir do momento em que você se tornou autossuficiente, brincou de Deus todo-poderoso e achou que poderia conduzir os nossos destinos. Mas não pense que isso fica assim. Eu não tenho a mínima intenção de ser juiz dessa disputa. A vida se encarrega, meu amigo.

Hoje eu fecho os meus olhos e te enxergo no céu. Um campo verde me cerca e eu te amarro num feixe de balões coloridos e te solto. Te liberto do meu pensamento, e aos poucos, conforme o vento sopra, você começa a tomar um novo rumo, rumo ao infinito. Lá você pode tocar as estrelas e se perder para sempre no vazio do universo.

Antes, na minha cabeça, não havia espaço pra nada. Você era tão expansivo, tão dominador que enchia minha mente. A única coisa que cabia ali era você, os sonhos ficavam escondidos atrás das tuas decisões. Viver me consumia, ficar ao teu lado era como se para respirar eu precisasse pedir a tua permissão. A minha vida, as minhas vontades ficavam à mercê das tuas. Dependiam delas. Desde o jantar era você quem decidia. Me pergunto: que tipo de ariano eu sou? Me deixava influenciar facilmente desse jeito. Até o mesmo cigarro que o teu eu fumava! Que tipo de cordão umbilical me unia a você? Que nutrientes são esses, de que a minha vida dependia única e exclusivamente? Que herança de outra vida precisei resgatar aqui?

A vida ao teu lado era tão boa, tão fascinante que eu não me permitia compreender o que acontecia ao redor dessa redoma que era você sobre mim. Era tão intenso, tão mágico que eu me preocupava só com você e me esquecia de mim. E aos poucos eu ia definhando, me permitindo ser você, comer você, beber você, fumar você, dormir você. Aos poucos eu ia me escondendo atrás da tua personalidade, e você me envolvia como um lampião que envolve os insetos à sua volta. Uma espécie de ímã, de xamã.

Eu era tão inocente, tão infantil que só via a nós dois como num amanhecer no campo, levantando cedo e saindo pra passear no bosque, felizes como um casal de Hollywood. Não consegui perceber que aos poucos você me sugava, me mastigava e levava de mim tudo que eu tinha de melhor: minha autossuficiência, meu jeito torto de conduzir a vida e que deu super certo até aqui. Não percebi você me envolvendo e me sufocando tal qual uma jiboia que mata sua presa por sufocamento. Aos poucos você me matava, porém não contava com a minha cumplicidade com a vida. Você não imaginou que eu ressuscitaria e que estaria aqui hoje, lhe devolvendo tudo isso. Sei que você fazia isso de caso pensado, pois eu permiti, fui mole, fui emoção, fui paixão e tesão, e por sorte você tinha tudo que queria comigo, pois com você eu excedia todos os limites. Caí direto no seu jogo. Eu me tornei uma aranha presa para sempre nos novelos que você criara. Dava pena de mim, de me ver naquele estado, submisso, subjugado e preso na seiva que vinha de ti. Era como se eu fosse um arquipélago de mariscos que dependiam do mangue. Hoje, um filme passa em minha mente e me vejo assim, refém de um amor que me sabotava, que forjava todas as esperanças, que me colocava contra a parede e me fazia ser alguém que de fato não sou. Uma dependência psíquica me envolvia, e você era o centro, o ovo magnético que me atraía, e tudo que eu fazia era pensando em ti, no teu bem-estar, na tua alegria, na nossa alegria. Teu riso sempre foi meu maior troféu. Um beijo inesperado era para mim a glória celestial. E você não percebia que tudo que eu fazia era o que eu gostaria de receber em troca. Tudo isso ficava subjetivo. Era demais para você, que não era capaz de entender tamanha complexidade da situação.

Se a vida me deixasse continuar ao teu lado, hoje eu estaria apenas esperando para beber o cálice turvo da morte. Te perder, naquela época, seria sinônimo de suicídio, pois te perdendo eu também me perderia. E para sempre.

Criaturas místicas habitavam minha mente, uma espécie de anjos andrógenos, sem cabelo e de olhos claríssimos, que rondavam meus sonhos e num momento ou outro te matavam. Espadas atravessavam tua garganta, e o sangue denso e muito vermelho escorria por teu pescoço e empapava uma camisa branca de algodão. Aos poucos, você caía, e as mesmas criaturas lambiam todo o teu sangue e o espalhavam por todo o teu corpo. No momento em que eu chegava, esses anjos começavam a se beijar e teu sangue corria de boca em boca. Um novelo de línguas. Eu corria pra ti, desesperado, com a esperança de ainda restar um fio de vida, mas eu sempre chegava tarde. Teu último suspiro já havia sido. Quando minhas lágrimas tocavam teu rosto, notava que tua boca se mexia, e dela saía um enorme caramujo, viscoso, grudento, molhado, que ia em direção à ferida da espada. Nesse momento eu acordava, e, com o coração na mão, notava que meu travesseiro estava molhado. Até meus ralos cabelos se ensopavam com as minhas lágrimas, que, depois que caíam, eram suas também. Cada uma delas até hoje. Esse sonho me perseguiu por muito tempo, e sempre acontecia da mesma forma. E eu me desesperava todas as vezes. Ainda guardo a imagem dos anjos andrógenos, e aqueles olhares, olhos quase transparentes, jamais me sairão do pensamento.

Sabe? O apego é o que me dói mais. Apego é sinônimo de fraqueza emocional. Qualquer relacionamento deve existir na base da troca. Troca de carinho, de confiança, de lealdade, e tudo isso é baseado no caráter. Essa dependência me fazia teu boneco, e você me manejava da maneira que melhor convinha, e eu, um patinho, sempre entrava na onda. Tudo por culpa do meu ciúme incontrolável. Era como se eu quisesse você só pra mim, queria te guardar numa caixinha e te colocar no bolso. Te usar só na hora que eu quisesse, e para mim, todas as horas seriam essa hora. Os dias sem te ver eram excruciantes, parecia que me faltavam os pulmões, e até respirar se tornava dolorido, frio e distante. Apesar disso, você não ligava, e quando eu surtava, dava minhas crises, você, com um sorriso lindo e uma conversa convincente, contornava a situação, me levava pra cama e eu me esquecia até do porquê da briga. Injusto. Você moldava meu pensamento como queria, e tudo estava nas suas mãos.

Conviver com você era a mesma coisa que atravessar um antigo corredor de um hospital, com paredes azuis. Nunca se sabe o que vai encontrar, nunca se sabe quando a luz vai acender. Era tão imprevisível quanto uma bala perdida. E eu sei que você vai me culpar eternamente, mas tenho culpa, eu, das crises que me acometiam e me apagavam? Começava com um pequeno surto, acesso de ansiedade, você largava tudo e ficava comigo. Mas eu sempre achava que aquele seria o último, e que assim, morreria e te perderia. Eu tinha medo de morrer por te perder e não por eu deixar de viver. A morte sempre foi minha amiga. Mas confesso que em cada crise os tremores que vinham dos pés e iam até a cabeça eram sempre o sinal da despedida.

Da nossa despedida. Mas você ficava ali, do meu lado, e com seu sorriso irônico e despreocupado me dizia que tudo iria passar. Mas a dose do medicamento aumentava cada dia mais. E tudo estava descontrolado. Eu estava descontrolado. Os tremores, o suor, a calmaria, teu beijo, você. Tuas mãos finas sobre minha cabeça e o copo de água doce do lado da cama. É, eu sei, você cansou de me dopar. Saiba, eu reconheço tudo isso. Mas estou te devolvendo muito agradecido. E não fique com pena. Somos destinados a passar por certas coisas. E esse foi o meu fardo. Ainda é, mas hoje não tenho mais você pra me cuidar. Aprendi, dentre outras coisas, a me virar sozinho em situações como esta. Meus calmantes (dopantes) estão sempre na cômoda ao lado. A borboleta demora um pouco para aprender a voar, mas o tempo se encarrega. De tudo.

Um curto *flashback* passa em minha mente e vejo nós dois como num filme perdido, lá dos anos 80. Hora ou outra a película começa a esfumaçar e as chamas a engolem. Você e eu somos apenas cinza, esquecidos no fundo de uma gaveta mofada. Oh, você era tão bonito! E hoje não passa de um punhado de sujeira, significando menos do que o que está no meu cinzeiro agora. Você sempre foi um mistério pra mim e hoje está aqui no fundo escuro das minhas recordações, naquele baú que ninguém enxerga e a que muito menos eu dou importância. Por isso me permito pela última vez essas memórias que me acompanhavam até hoje, e que aos poucos lhe entrego em forma de frases sem valor poético ou estético qualquer. Uma poesia fajuta de um romance que apodreceu no pé, de uma história que ficou incubada, de um aborto forjado. Hoje somos esse feto: inacabado, morto e sem direito à vida.

Há pouco, revirando minhas porcarias no armário, me deparei com a tua letra, na capa do livro que você me deu quando começamos a namorar. Não sei como ainda tenho esse livro. Talvez num momento de fraqueza que eu pudesse ter, ele servisse ainda como meu porto seguro, mas fica tranquilo, não corro mais esse risco. A tua letra, toda desenhada, redondinha, simétrica, me dizendo o quanto eu era importante pra ti. Hoje desconfio abertamente da veracidade de cada palavra. Um dia eu quis que essas palavras fossem escritas a sangue em meu coração, e que acima de tudo, elas se concretizassem em ações. Eu queria que você fosse o agente transformador, que não somente verbalizasse, mas que tornasse real e palpável cada palavra, assim como era sua língua em todo o meu corpo. Um fio de realidade apenas, e não só a sensação causada por duas ou três frases tortas. Eu queria ser para você muito mais do que algumas letras, mais do que uma recordação, bem mais do que um objeto que eu guardo na minha prateleira, ou dentro daquela caixinha colorida.

Conforme o tempo passa, e as folhas de papel vão se acumulando ao meu lado, eu vou me transformando, a mutação acontece, e em breve eu serei uma nova criatura. Não sei se um dia você vai receber essas linhas, mas se o fizer, não ligue para os meus erros. Agora você vai conhecer de verdade a pessoa que sou, vai saber que sou o erro torto da natureza, vai entender por que nunca deu certo, mesmo na ânsia do acerto. Vai entender o porquê de eu não ter nada na vida, além de um cérebro em pleno funcionamento e de duas mãos que me permitem trabalhar todos os dias, rotineiramente, para manter as despesas de uma casa que nem é minha. Com esses erros você vai entender que o melhor seria que eu tivesse sido abortado numa esquina qualquer. Você vai entender que me sinto o rascunho da existência, e que quando eu mais preciso eu não tenho um colo pra chorar, um abraço pra apelar. Você vai entender que minha vida tem passado e eu não tenho tido prazer algum em todos esses anos. Estou preso numa vida que não é minha, numa realidade que não escolhi. Mas, me libertando de você, o processo de regeneração tem início. Quero que você saiba que viver é o que mais me dói, é o que mais me machuca. Viver tem me deixado sem forças, me sugado, como se um milhão de sanguessugas se grudassem em meu corpo e sugassem todo o meu sangue. Estou esvaindo aos poucos, e não sei por qual ralo vou escoar. Não quero me acumular. Quero algo rápido e sem dor. Viver é dolorido, já tive dores demais. E o pior, foram na alma. Chagas profundas. Ausências intermináveis. Inexistências angustiantes, vontades simples e impossíveis. Eu só queria ser como a maioria das crianças, e ter assegurado tudo o que a maioria delas tiveram. O que acontece na infância de uma criança não fica lá. Acompanha-a para o resto da vida, e eu sou a prova disso. E, como consequência, me apresento como esse erro, como essa variz intumescente que aos poucos vai engrossando e virando trombose. Eu quis fazer a diferença na tua vida. Realmente quis, mas de que forma? Sendo um erro, uma frustração?

A vida me fez te encontrar por algum motivo, e aos poucos tenho descoberto. O propósito de tudo isso é que eu preciso aprender a lidar com essas minhas incertezas e instabilidades, mas de que forma eu posso fazê-lo se não tenho forças? Sou tão instável quanto uma pirâmide de cartas, a qualquer momento posso cair e acabar com tudo, acabar com a minha vida. Sou suscetível ao menor vento. Eu reconheço as minhas fraquezas e também enxergo minhas ânsias de vencer e de acabar com a existência que se apresenta. Eu sinceramente não aguento mais essas imposições que a vida me causa. Tenho o desejo de viver por mim, dormir e acordar a hora que eu quiser, fumar meu cigarro dentro de casa e escrever... escrever sem parar, até que meus dedos fiquem duros e eu não concatene mais as ideias. Meu ideal de vida é esse! Por que é impossível? Eu sinto que nasci pra isso. Me responda, meu sequestrador de ideias, por quê? Eu quero o infinito, e está tão perto, dentro de mim. Minha alma é alada e posso transformar tudo em história, mas sem pressão e sem outros compromissos que me afogam, que não me proporcionam nem metade do prazer de estar aqui escrevendo. A vida me persegue, me cobra, mas eu não sei como agir. Por que lado começar. Um norteamento, uma direção?

Você sempre foi minha bússola, meu refúgio, o cais no porto, teus braços eram minha morada, meu lugar favorito. Era a casa da árvore que eu nunca tive quando era criança. Você conseguiu se tornar algo parecido a um pôr do sol num dia quente de verão. A sensação de te ver, de te ter e de estar contigo era a mesma de levitar. Mas eu não bastei, você não se bastou, nós não nos permitimos. Tudo acabou tão rápido, e a vida continuou. Os dias continuaram começando e terminando. E, acredite, o relógio não parou nem sequer por um segundo desde então. Graças a Deus. Eu fui o seu alter ego e me permiti agir assim. Era como se você fosse parte de mim, e eu uma peça que faltava pra finalizar seu quebra-cabeça.

Sabe, escrever me tem sido suficiente em muitas situações. Alivia, desestressa, o tempo passa rápido, e eu vou deixar um pequeno legado. Sem valor poético?

Pode ser. Mas alguém vai ler e saber como a vida de uma pessoa pode tomar um rumo totalmente avesso ao trivial. Na verdade, nunca achei que minha vida fosse seguir um curso tachado de normal. Sempre admirei o fraco, o miserável, o torto, o errado. Admirei tanto que absorvi e me tornei, graças também às suas influências, que sempre desempenharam um grande papel nessa variável. A terapia me ajudou, senão a entender, pelo menos compreender e saber conviver com isso. Resiliência? Talvez. O destino mostra quem vale a pena e quem não vale. Quem fica ou tem de sair. E você, felizmente, tem de sair. É minha obrigação fazer isso. Sou dono do meu destino. Posso não saber como agir ou o que fazer com o que sinto, mas sei quem deve ir. E você, meu filho, está embarcando. Para uma viagem sem volta. Passagem só de ida. Há duas horas sua viagem teve início. Vai ser tão bom acordar pela primeira vez sem você, almoçar sem você, transar sem você.

Depois de você eu aprendi a me construir sozinho. Antes você era toda a base, e eu precisava me partir em milhares de pedaços, fragmentos únicos que eu precisava encaixar novamente cada vez que você me deixava. O pior de tudo era fazer isso sozinho, sem a tua mão, sem teus carinhos, sem a tua experiência em lidar com essa situação. Você ia embora e eu me colava sozinho na cama. Na maioria das vezes as peças não se encaixavam e eu só chamava seu nome. Onde você estava? Provando outros beijos, outras camas, sentindo outro cheiro que não o meu? Era difícil ter de assimilar isso, mas hoje compreendo. Na época eu teria feito a mesma coisa com você, se eu tivesse a compreensão de hoje. Uma pena que você era a catarata que me cegava, a doença que me imobilizava as pernas, a algema que me prendia.

Caso receba esse conjunto de palavras, abra o envelope com cuidado e memorize bem seu nome escrito no verso do envelope. Será a última vez que a minha mão vai escrever essa combinação de letras. Que seja o começo do processo de recebimento. Beba cada frase com calma, entenda isso como uma despedida final e também como uma libertação. Mesmo que jamais tenha voltado a falar com você depois de todos esses anos, eu ainda te prendi, e aqui no meu quarto você era presença única todos os dias.

Hoje tuas malas estão arrumadas aqui. Dentro dela estão todas as fotos, bilhetes, CDs, DVDs, livros, discos e todas as coisas que você me deu. Não posso me desfazer de você sem me desfazer das tuas lembranças. Ah, teu moletom verde também está indo de volta. Você não sabe, mas estou lhe enviando tudo. Faça o que quiser, queime, rasgue, quebre... Bom, isso fica a teu critério, pois você é bem melhor em destruir algo do que eu jamais seria. Nós fomos muito pra nós dois.

2

Hoje o dia amanheceu incrivelmente lindo. O sol irradiava seu brilho sobre toda a cidade. Essa beleza, essa jovialidade e toda essa alegria que o sol representa me atingem em cheio. Não consigo administrar o fato de coisas tão simples serem alegres, sendo que eu não vejo assim. A felicidade me custa um preço alto. Não me lembro de ter sido plenamente feliz. E eu juro, juro que não quero demais, não exijo demais — é que simplesmente as coisas não chegam até mim com a facilidade com que chegam aos outros.

Olhei para fora e vi pessoas caminhando em todas as direções, felizes, com suas sacolas carregadas de porcarias, de mãos dadas com crianças, conduzindo o passeio do cachorro, falando ao telefone, andando de carro... e eu aqui, pedindo a Deus que os minutos se arrastem, porque não quero pensar na possibilidade de trabalhar. Ver as mesmas caras, as mesmas manias feias, os mesmos discursos, cada um tentando enfiar goela abaixo as suas verdades. Pouco quero saber. O problema é que as pessoas falam muito, ouvem pouco e agem menos ainda. Tô detestando trabalhar. Tô detestando ter você aqui dentro ainda. Tô detestando me livrar aos poucos de você, enfim, tô detestando a minha vida. Que desgraça, que fardo! Queria só me perder aqui na minha cama pra sempre. Dormir e acordar daqui a dez anos.

Tenho sentido dor a cada ação do dia a dia, dor e fraqueza. Não consigo administrar tantas coisas tão habituadas em mim, se esvaindo aos poucos. É como um corte que não para de sangrar. E com esse sangue se vai minha alegria, minha saúde, meus desejos e meus sonhos. Desesperança total. É neste momento que me lembro de você aí, todo feliz, conduzindo sua vida normalmente, enquanto eu peno numa situação imposta por você. Maldita hora em que fui te conhecer, maldita hora em que meus lábios encontraram os teus, carnudos, macios... Maldita hora em que tua língua se perdeu na minha, maldita hora da nossa primeira noite de amor, onde não nos pertencíamos mais e nós dois viramos apenas um.

Mas bendita a hora em que sentei aqui para escrever tudo isso. A essas memórias vou dar um destino final, no sentido literal da palavra. Essas memórias serão sempre minhas e estarão registradas neste papel, e só aqui. Vou fazer questão de te esquecer, torcer minha cabeça, até sair daqui a última gota sua, e no momento em que ela escorrer pela minha testa, escorrer pelo meu rosto, quero atacá-la com a língua e te engolir por apenas mais uma vez. Essa vai ser a minha despedida de você. Quero te engolir para depois te eliminar. Por que teu destino é o meu esgoto de memórias, a fossa do esquecimento.

Ainda na cama, olho pro lado e vejo sobre minha mesa uma espécie de faca e penso na possibilidade de extraí-lo de mim, mutilando alguma parte do corpo. Mas penso: qual seria? Ainda existe um pouco de ti em cada uma delas. Qual antídoto eu preciso beber? Qual foi o encanto que me arrematou? Pelo amor de Deus, preciso de respostas! Tô cansado de procurar, revolver os porquês e não encontrar a saída! Não acho, não acho!

É triste a minha realidade. Vou vivendo de quases, de meios-termos, de inacabados. Hoje quase tenho dinheiro, hoje não consegui terminar meus afazeres, hoje quase fui feliz, hoje quase sorri de verdade, hoje quase senti orgulho de mim, hoje quase beijei, hoje quase tive um prazer que me é privado em todos os sentidos. Eu quase fui. E nunca fui, nunca vou, nunca sou, nunca nada.

Quero te dizer que apesar de me sentir autossuficiente em relação a você, ainda sofro, ainda me martirizo, ainda me culpo, e, sim, minhas chagas têm aumentado e tomado proporções que já alcançam o âmago da minha tranquilidade. Em breve não serei mais eu, porque se um dia me reconheci, foi por meio de você, no dia em que entrou definitivamente na minha vida. Não queria ser tão frágil, ser tão carente, ser tão sincero. Mas se esse é o preço de me livrar de uma vez de tudo que você me representa, eu pago o preço. Que cor tem o amor, mesmo?

Qualquer possibilidade de felicidade é violentamente tirada de mim. Meus dias se arrastam, perdidos em devaneios e nas obrigações que preciso cumprir — sim, pra comer. Há quem diga que existe prazer em trabalhar; eu não acredito. É um fardo que carrego. Esse, e acordar. Acaba comigo, me acorrenta e me esfrega na cara a realidade da vida mesquinha que tenho levado. Pro dia passar mais rápido eu até tento ser cordial, risonho, simpático, atencioso... e isso me custa quase o preço de um dedo. Meus cadernos e livros recebem diariamente anotações de como eu gostaria que minha vida fosse. Situações que se misturam com a poesia e se perdem ao longo das semanas arrastadas. Logo depois de escrever, imediatamente me esqueço das linhas que rabisquei. Guardar fantasias do que poderia ter sido e não foi, pra quê?

Você precisa entender que não tô forjando nada, não quero parecer mais ridículo do que já sou. É que encontro nas palavras e no que elas representam para mim a janela pra fugir deste mundo, desta realidade imposta, do caos que você causou em mim. Deste barulho que é ter você de dentro pra fora cutucando no íntimo da minha existência, ferindo com ponta de faca a pleura que reveste meu espírito.

Hoje o meu maior desejo é que num curto espaço de tempo o teu nome só me represente a junção de oito letras, que não me traga esse significado carregado de felicidades, alegrias, decepções, tesões, língua. Quero que você seja apenas um resquício do meu passado, e que seu significado atual tenha para mim o mesmo valor das pedras que formam a calçada de frente da minha casa.

Não quero ter você, não quero ser você e não quero agir como você. Des-apego, Des-amo, Des-uso, Des-lembro, Des-amo, pra sempre.

Eu desejo do fundo do coração que você não encontre a paz nos teus dias, que nunca ninguém te sacie como eu, que nunca ninguém te beije, te ame, que ninguém te engula e viva de ti, como eu. A cada abraço, a cada beijo, a cada noite de lençóis desarrumados e suados. Você vai lembrar de mim. Quando seu telefone tocar na madrugada, você vai lembrar de mim, contando os pesadelos que tive e que só havia ligado pra saber se você estava bem. Você vai lembrar que só eu sabia acertar o ponto daquele molho que você gostava.

E quando a nossa música tocar em algum lugar, fuja. Não ouça. Provavelmente será o destino te cutucando para saber de mim. Quando estiver nessa situação, mude a estação do rádio, mude de ambiente. Faça qualquer coisa, pois eu não estarei pensando em você. E nem quero que você o faça. Quero ter escorrido por suas mãos de todo. Não quero que sobre nem uma vírgula de mim em ti. Fique virgem de mim, que eu ficarei de ti. Puro, límpido, insípido. Filtrado. O teu doce veneno jamais correrá nas minhas veias. A nossa música será como se nunca tivesse sido.

Eu não sei o que abrigo aqui dentro, mas tem se transformado. A cada dia cresce, e o volume tem tomado proporções gigantescas. Mas, conforme cresce, é expelido. Sai pelos olhos, pelo ouvido, pela boca, pelo nariz, pelos dedos. Tudo que é teu não me pertence. Não quero a tua presença aqui por nada. Mesmo nesse bombardeio de sentimentos, de quases e situações frustradas, te expelir ainda me dá um pouco de força para seguir em diante. Seguir sem rumo, com pressa e pra lugar algum. Mas longe de ti. Sim.

Um barco me espera no cais. O pôr do sol já se foi e a noite começa a cair. Te dou um beijo, afago teu rosto liso e vejo pela última vez teus olhos verdes (que sempre me arrematam), viro as costas e me afasto aos poucos. Tenho um dilema: olhar mais uma vez ou deixar aquele olhar próximo se tornar o último? Opto pela segunda opção. Sigo o trilho de madeira, e o barco me espera. O vento bate no meu rosto, e com violência desmancha meus cabelos. Está tão frio, mas aqueles olhos me queimam por dentro. Subo no barco. Acomodo minha mala ao lado. Cato meu cigarro no bolso do casaco. Acendo. As lágrimas começam a escorrer feito chuva de verão. Minha cabeça está um turbilhão e eu só quero saber desse maldito barco andar... seguir seu rumo, me levar pra baixo do pôr do sol. O barco se afasta, a noite e a neblina nos engolem. Você é somente um risco branco na minha memória. Como seriam as suas mãos? Grossas, finas? Unhas grandes, pequenas, roídas? E os dedos? Pequenos e delicados. Os braços sem pelos, veias saltadas. Até isso me atraía. Acendo mais um, e mais um e quando dou por mim, fumei a carteira toda. Estou um pouco tonto e preciso de um gole de algo forte. Entro no barco e vou procurar. Encontro. Uísque. Bebo um pouco, depois mais e viro o copo. Estômago vazio, dolorido. Não aguento e corro até a balaustrada. Vomito o último resquício de você em mim. Primeiro fumo, depois vomito você. Procuro um lugar e deito. Quando acordo, estou na minha cama. Toda noite é assim. Você, você, você.

A culpa é da minha intimidade com a noite. Ela que me guia, me inspira, me escreve, me poeta. É noite que me fez me livrar de você. É ela que pega no colo e me nina como uma criança. Quem cuida de mim. É a noite que se responsabiliza, que leva a culpa, é ela que com seus encantos me leva embora daqui, me faz viver essa realidade alternativa que é escrever, que é me livrar de tudo que pesa, que faz mal. É a noite que me obriga a me desfazer das memórias e criar um registro secundário delas. É a noite que preenche meus segundos vazios, que faz as horas valerem a pena e que junto com a solidão me visita todos os dias. É ela que com sua aura me confia seus segredos, que ronda meus passos e induz meus sonhos e pesadelos. Ela que me faz enxergar que preciso me convencer de que a melhor companhia que pode existir é a minha comigo mesmo. É a noite que me possibilita viver e abraçar um mundo que me exclui, que me machuca, que me leva para trás e que me acorrenta no calabouço do sofrimento. É a noite que me cuida.

3

Alguém disse uma vez que a vida é como um moinho, e concordo em absoluto, mas não só isso, a vida também é um redemoinho, que dá voltas, que gira, que ora te deixa no chão e ora no céu. Em circunstâncias isoladas te deixa no meio, no centro do furacão, em desespero total, rodando sempre, rodando. Um turbilhão, um vendaval, ventania total, é assim que essa sua mania de abandono me colocou. Qual é o propósito de fugir? Não encarar as circunstâncias, não assumir o que sente?

Fazendo uma introspecção, chego à conclusão de que sempre exigi de você algo que nunca tivera condições de me oferecer: maturidade. Queria você do meu lado, retribuindo na mesma intensidade tudo o que eu sentia, mas não, você preferiu me mostrar o paraíso, engolir-me o néctar e me engajar no teu vai e vem frenético para depois partir. Nunca foi sério, nunca foi uma atitude de homem com caráter formado. Nunca foi verdadeiro.

Sempre quis te entregar tudo que me pertenceu, minhas memórias, meus segredos, meus medos, minhas fantasias, meus sonhos, minhas vontades, meus anseios, meu eu. Meu coração. Mal sabia que meu tormento era aquela língua que me beijava, aquele pequeno corpo que sentava em meu colo, que me abraçava, que acendia meu cigarro e jogava a fumaça em mim.

Nós dois imprensados sobre as minúsculas paredes do meu quarto, passando frio nos dias de chuva, fumando sobre a relva que respingava sobre nós.

Mal sabia eu que navegava os vazios que habitavam em ti. Pra você eu era só um objeto de ponta que você usava para seu bel-prazer. Misturado entre os goles de uísque com gelo e das inúmeras taças de vinho, eu te lia poemas, falava da vida, da espiritualidade, da psicologia, e fingia ser autossuficiente para tentar não demonstrar o quanto estava interessado por você. No começo foi assim. E você me fugia, me escapava, escorria entre meus dedos e só aparecia quando queria. E eu fraco, frágil e ansioso pelo teu cheiro, te recebia de braços abertos e me doava de atenções e cuidados. Idiota, sempre fui assim. Me dando de presente a qualquer trouxa que não teria nem estrutura psicológica pra ter uma conversa decente comigo. Eu não enxergava a estrada para fugir. Eu me via no espelho e enxergava você. Com marcas roxas sobre o pescoço, mordidas de amor.

Você e eu éramos como G.H. e a barata, a paixão descoberta aos poucos, num quarto do último andar, com o sol escaldante das dez horas. Naquele dia abafado e mal mobiliado, as únicas peças de luxo éramos você e eu deitados sobre lençóis brancos de algodão barato, cigarros apagados e copos de bebida no chão, o bafo do tempo que sorrateiro entrava pela janela batendo em cheio no teu peito liso, tua pele tão clara, quase transparente, de veias azuis tão protuberantes, teu corpo tão pálido, feito um cadáver de poucas horas, as pupilas tão miúdas dilatadas pelo sol de janeiro.

Eu tenho um lado que às vezes se esconde por completo, mas, quando aparece, me domina. Me pega no colo, me abraça e me conduz. Conduz minhas escolhas, me trapaceia e não me deixa em paz. Essa mania de ariano, de querer ser autossuficiente, o dono de si, não depender de ninguém, não aceitar esmolas, restos emocionais, ou mesmo ser objeto de pena de alguém. Eu não nasci pra ser um bibelô, muito menos objeto manipulável de alguém. Com um ariano você deve se preparar para lidar: um dos dois sairá machucado. Na maioria das vezes o outro. Ariano não implora carinho, mas retribui na mesma medida quando recebe. Ariano não abre a porta, arromba. E isso me ferra às vezes.

Hoje quero te dar somente esse meu lado. Quero arrebentar as portas, quebrar as janelas, detonar os vidros, acabar com a monotonia, fugir da tua companhia invisível que acaba por me prender. Quero fumar a tua ausência, inalar a liberdade que você me proporcionou. Quero utilizar pela última vez a roupa da tua lembrança. Quero te transformar em pó de giz e te apagar para sempre.

Quero que você pegue sua poesia, seus personagens e vista sua aparência, suas atitudes e quebre a cara bem longe de mim. Pegue sua literatura barata e use como forma de fugir dessa vida imunda que tem programado pra você. Que sua vida seja um infinito quebra-cabeça com peças perdidas para sempre por entre essa vida de incessante promiscuidade.

E não pense que te desejo mal. Só desejo que encontre o que procurou. É a lei da vida. Ação e reação.

Eu também, cercando quem gosto com essas sentimentalidades escrotas, esses versos que ninguém quer ler, essa vida que tento mostrar como significante, mas que não é nem pra mim. Eu vivo preso, mostrando uma alegria, uma plenitude que não existe. Se soubesses como vivo triste, amarrado em mazelas do passado, me enforcando com minha solidão e a rejeição que recebo... Ninguém sabe que esse sorriso que exibo é forjado e também um meio de sair dessa realidade aterradora que me acorrenta aqui, nesse lugar que odeio. Minha vida é escrever e me é negado esse direito, nasci para ler a vida das pessoas, de reconhecer pérolas valiosas representadas pelas pessoas frustradas, fracas, depressivas, acabadas, loucas, insensatas, doentes. Eu preciso falar de mim, doar tudo que não posso segurar, tudo que acumulo durante as semanas infindáveis que vivo seguindo os padrões impostos por uma sociedade careta de merda. Eu preciso me esvaziar e tirar de mim esse peso que me acompanha por inúmeras vidas.

Hoje não quero mais nada além de deitar na minha cama, com meu pijama mais velho e confortável depois daquele banho quente e de ter tomado aquela sopa que você sabe que eu gosto. É aquela mesma. Ao deitar, quero me esquecer daqueles momentos em que você jantava comigo, em que me dava garfadas de comida na boca, a maior demonstração de carinho que eu reconheci de alguém, mesmo que vindo de ti tenha sido momentâneo, passageiro. Lembro de cada detalhe, aquele teu sorriso torto, tuas mãos brancas de dedos finos, unhas perfeitamente distribuídas naquelas mãos magras, mãos que eu aprendi a amar. Mãos que me acariciavam, passeavam em mim como se não houvesse amanhã, mãos que me cuidavam, e que protegiam tão bem a chama do prazer. Basta fechar os olhos que me lembro delas. Até tenho uma foto guardada em qualquer lugar. Era tão bom beijá-las.

É essa nostalgia que mata, sabe? É isso que me afoga, que me enterra. Saber que tudo isso não passa sequer de memórias, restos de imagens, restos de emoções, restos, restos, restos... Eu quero e vou esquecer tudo isso. Vou te entregar uma por uma delas — ao final dessa carta vou. Ao mesmo tempo que te devolvo, me é difícil o desapego. É como um corte profundo no pulso, é como retirar a bala do ferimento. Você enfia o bisturi na ferida em carne viva e procura pelo projétil... e o sangue escuro escorre, esvai-se e perde-se no chão. É esse sangue que me escorre, tão necessário e ao mesmo tempo descartável. Não sei me desfazer assim, mas meu lado ariano tem me ensinado. A ser um típico ariano, não só pra mim, me castigando, me martirizando, e sim, com quem me fere, com quem se atreve a despertar o melhor de mim e tem o poder de transformá-lo no pior. Se isso é vingança, me faz bem.

Quero transformar meu coração num bar escuro, iluminado por duas ou três lâmpadas de neon que ficam falhando. No canto uma jukebox toca blues. Ao centro, prostitutas, velhos bêbados, maridos traídos e mulheres alcoólatras bebem e fumam à vontade. Num canto, caminhoneiros jogam sinuca, bebendo cerveja quente e fumando cigarro barato. No canto oposto, uma escada conduz a uma pequena galeria, no segundo piso, três portas; três quartos. Jovens de no máximo 17 anos saem só de lingerie acompanhadas de cavalheiros que acabaram de usá-las. Eu quero ser o centro de tudo isso. Ser mais um fracassado sentado naquele bar, debruçado sobre o balcão, tomando martíni rosé e fumando meu marlboro. Não quero saber que hora preciso trabalhar e nem se tenho um emprego, quero todas as preocupações acabadas, inclusive você. Que é a maior de todas. O meu calcanhar de Aquiles. Quero o meu coração livre, ouvindo blues. Quero meu coração livre de você, das tuas armadilhas, das tuas ciladas sentimentais, do teu joguinho de sedução, desse teu ar de superioridade que engana a todos, menos a mim. Ninguém suportaria você, se você não soubesse fingir tão bem. Chega de mansinho, feito aranha armadeira, dá o bote sem que ninguém perceba, já tem a presa na mão. Confesso que em momentos fui fraco, pensei com o corpo e não tenho vergonha de reconhecer isso. Mas tal qual a fumaça de um cigarro aceso, ao ser expelida, sobe e se dispersa, sumindo para sempre, eu quero te ver se esvaindo, esvaziando-se de mim.

Em outros momentos quero me transformar num templo escuro, iluminado apenas pela luz de alguns candelabros ou pelos raios de sol tímidos do início da manhã. Quero contemplar as imagens e me oferecer em sacrifício no altar-mor. Quero a paz de um daqueles santos, ou daquele Cristo Crucificado e imobilizado na parede — feito de gesso. Quero o vazio daquele lugar à meia-noite. Quero o silêncio da madrugada. Quero me esconder atrás do púlpito e me permitir ser velado por aqueles bancos, imagens e vitrais que me cercam. Quero sentir a paz de um cadáver sendo velado. A imobilidade no caixão, sua indiferença pelos choros, gritos, alegrias, tristezas e por todas as pessoas que o cercam. Quero apenas poder deitar e cruzar as mãos sobre meu peito. E respirar. Só respirar e contemplar o teto de ladrilhos cor de areia. Quero a companhia dos espíritos que vivem ali. Quero o perdão da confissão. Quero esquecer você. Quero te confessar e pagar a penitência pelo meu pecado. Quero queimar você dentro de mim, como as velas que ardem nos pedestais logo à frente. Quero fechar as portas de mim para você, me estancar, assim como o velho zelador fecha as portas da igreja no final da noite. Quero a importância de um daqueles bancos e ser esquecido, por você e por todos. Quero beber da água benta e me purificar, ficar imune a você, quero principiar da comunhão sozinho, comer a hóstia do desapego, beber o vinho da intolerância. Quero te ler uma vez mais e te esquecer. Quero te crucificar na memória do esquecimento. Quero ser a tua chaga mais profunda. A dor mais incidente. Quero me tornar a tua coroa de espinhos e com o tempo te mostrar o poder da minha lança. O tempo dirá. E no terceiro dia você não ressuscitará.

No começo você era pra mim o blues mais relaxante, o solo de guitarra mais tocante e choroso, mas hoje nem por um minuto quero ter essa impressão. Pego meus discos. Escolho um blues. Coloco no volume máximo. Acendo meu cigarro. Você se transforma na fumaça, vejo teu rosto. Em breve você se dissipará. Sairá pela janela e nunca mais estará no meu quarto. Deixará de uma vez por todas a morada que fez em mim e levará consigo tudo que conquistou de mim, inclusive hoje algo a mais: meu desprezo.

4

...uma linda tarde de sol. Domingo. Eu esperava ansioso pela visita de alguém. Ao meu lado os loucos jogavam dominó, batiam palmas, bebiam chás imaginários em xícaras de brinquedo, brincavam com bonecas e tricotavam. Era um pesadelo infernal estar ali, preso, acorrentado àquelas pessoas que eu não conhecia e que gritavam. Gritavam muito. Alguém abriu uma fresta da porta e eu pude ver o longo corredor vermelho que se abria à minha frente. Estávamos presos numa espécie de sala dos fundos, os loucos e eu — todos de branco. Eu estava apreensivo porque não te via mais, porque por tua culpa estava ali. Meu coração estava partido, minha sanidade também. O enfermeiro entrou. Pelo efeito dos remédios, minha visão ficara turva e eu não enxergava direito, mas claramente podia visualizar sua figura masculina. Notei que no meio de

tantos lunáticos ele procurava por alguém especificamente. Eu sabia que quando eles vinham buscar por alguém em especial a coisa não era boa. Tentei me esconder atrás de uma velha que roía o pé de uma boneca ao mesmo tempo que estava toda babada e fedendo mijo. No entanto, quando aquele homem deu por mim atrás da velha, logo me pegou pelo braço. Eu me debatia, mas, dopado que estava, ele logo me imobilizou. Levou-me arrastado para fora. Meus pés iam arrastados corredor afora. Só ouvia, bem ao fundo, os resquícios dos gritos dos outros loucos. Um frio somava-se às minhas carnes e eu tremia, mesmo com aquele homem por cima de mim. Os corredores do hospital eram um tanto escuros, e, com minha pupila dilatada, não sabia aonde estava me levando. Quando eu passava por baixo de uma lâmpada, a claridade sugava com um sopro qualquer espécie de vida que existisse em mim. Eu morria aos poucos nos braços daquele homem-de-branco. Entramos numa sala, ele logo me ajeitou numa espécie de cadeira. Uma luz forte vinha do céu e aos poucos me matava. Em algum lugar do meu cérebro tocava um bolero mexicano e alguém me forçava a beber tequila. O cheiro me inebriava. Entrava pelo nariz e escorria pela boca. Agulhas perfuravam meu corpo. Amarraram meus pulsos com uma espécie de algemas. Flautas andinas iniciavam uma canção. O ar entrava raro pelos pulmões. A pulsação começava a cair e as sobras de consciência eram consumidas pelos líquidos que injetavam em mim. Antes de apagar completamente, alguém entra pela porta e se prostra em meu lado. Ao virar minha cabeça, te enxergo. Não podia ser! O meu algoz ali, sentindo pena de mim? Estou enganado, ou chorava? O ódio me consumia e eu apagava. Minhas entranhas afrouxavam-se e eu dava lugar a uma serenidade que me inebriava. O mundo todo era feito de sombras e eu flutuava...

De um só pulo, acordei. Minha cabeça estava úmida, assim como todo o meu corpo e a cama inteira. Dormi, quem sabe, por uma hora, e sonhei tudo isso! Mesmo nos piores sonhos você me aparece, me toma e me deixa como um pássaro ferido numa gaiola fria. É como se nunca houvesse tido sentimento, sabe? Como se você fizesse o sol e depois o apagasse para sempre. Eu confesso que não sei como agir com essa sua presença, ando incauto, sem prever minhas reações, como vou lidar com esses sentimentos. Como vou digerir esse punhado de fermento que cresce em meu estômago?

Você é a causa da minha maior insanidade, e só o que eu quero é me libertar dessa sua presença angustiante, desatar esse nó que me prende a você. Ah, se você soubesse quantas vezes já te matei dentro de mim! Quantas vezes já me vinguei de ti de várias maneiras... E mesmo assim a raiva, a dor, o desespero ainda crescem junto com o fermento que me embrulha a vida. Quero dar cabo de tudo isso. E estou a fazê-lo. Em cada linha que escrevo devolvo tudo de ti que em mim ficou. Em cada linha me esvaio da tua causa e efeito, e aos poucos me purifico, e será assim até o momento em que alcançar o nível mais alto de limpeza e santificação.

Coloco meu disco de blues instrumental. Acendo meu cigarro, dou uma longa tragada e me deito. Está quente. O blues toma conta do meu apartamento. As luzes de neon da lanchonete da frente alternam entre vermelho e azul. A sala vira uma espécie de danceteria.

Apago meu cigarro no cinzeiro acima da mesinha. Levanto e vou até a estante. Bem no fundo, escondido atrás de um monte de papel velho, acho uma garrafa de uísque toda empoeirada. Fazia um século que estava ali. Depois que você se foi, beber sozinho não tinha graça. Peguei a garrafa, a sua garrafa. Sim, era uma das coisas que sobravam de você. Achei um copo. Derramei o líquido até a metade. Você entrou no meu pensamento no mesmo momento. Aquele cheiro era você. Olhei para o lado e te enxerguei no sofá. Cheguei perto de você e te entreguei o copo. O gelo tilintava. Você bebeu com vontade.

Acordo do meu leviano devaneio e você não está aqui. O copo de uísque pela metade. Tomo mais um gole. Acendo mais um cigarro. A fumaça me tira alguns segundos dos efeitos da tua lembrança. Aumento o volume do blues. Um solo de guitarra me desconecta do mundo. Viajo entre lembranças de coisas que não vivi, bares a que não fui, lugares em que não estive e rostos que não amei.

Entre uma música e outra, ouço batidas na porta. Encho mais um copo de uísque e viro todinho de uma vez. Já estava semibêbado. Quando abro a porta, tenho impressão de te ver na porta. Olhos azuis. Errado. Deveriam ser verdes. Era só alguém que lembrava muito você. Alguém que às vezes supria por alguns momentos a necessidade de ti. Sempre busquei te achar nos olhos de outro, sempre busquei aquela paz, aquela plenitude, aquele sabor...

Enchi um copo para ele. Ele bebeu um gole, segurando o cigarro com a outra mão. Deixa o copo sobre a mesa e chega mais perto.

Uma vingança íntima. Eu jamais ficaria chorando tua partida.

Acendo um cigarro e vou até a sacada. Lá embaixo, as putas e os travestis dominam as ruas, bêbados sobem a rua trambalhando e alguns até tomam uns tapas das putas. O cheiro de esgoto misturado com maconha é insuportável. O calor sobre a cidade deixa tudo a ponto de derreter. Bato as cinzas na borda da sacada, e elas descem borboleteando no ar até sumirem no vácuo, bem antes de chegar ao chão.

Sabe, te vejo como essa cinza, preciso me libertar de ti, esquecer, entender que você não estava preparado para mim, que suas escolhas foram outras e que eu não estava nelas. Preciso entender que não sou teu dono, preciso entender que você me deu o que pode até o momento que pôde. Quando não tinha mais condições de manter esse amor em pé, sumiu. De uma forma errada, que me feriu, mas foi. Preciso entender o real significado de empatia.

Mas, entenda, eu faço questão de te devolver tudo. Absolutamente tudo que ficou de ti em mim. O uísque, devolvo em forma de sexo, as lembranças em forma de texto, a dor em forma de poesia, a tristeza em forma de blues, a tua presença em forma de cigarros queimados, o teu rosto em forma de gozo.

Entenda que a vida me cobra o que não tenho condições de dar, e eu precisei amadurecer muito rápido. O destino sempre me cobrou um posicionamento racional e coerente em todos os momentos desde a mais tenra idade, e eu nunca soube ao certo se correspondi à altura. Minha vida sempre foi um vai e vem de ausências, de situações comprometedoras, de insucessos. Sempre fui escravo das memórias, um pescador de ilusões, alguém que por impulso viveu mais ou menos e antecipou fases, antecipou momentos e não viveu cada momento.

A pressa sempre foi uma aliada do meu caminhar. Tive pressa de crescer e hoje me tornei esse adulto frustrado, infeliz e sem sorte. Alguém que caminha dois passos para a frente e a correnteza puxa dez passos para trás.

Sou feito de urgências, meus caminhos não se cruzam, preciso aprender a ser sozinho e a conviver com essas faltas. Sempre vivi com um buraco no peito, uma peça que faltava. Uma peça que não existe, que não serve no encaixe. Preciso me conectar; ao mundo, a Deus, a alguém.

Hoje me dispo na tua presença, deixo, pela última vez, em nome do nosso último contato, você me enxergar como realmente sou. Alguém que se esconde atrás de uma profissão, alguém que não se mostra, alguém que escolheu viver uma mentira, que sempre se mostrou forte e presunçoso, mas que na verdade não é nada. Alguém que te amou, que se revoltou e que hoje dá todo esse amor de bandeja ao vento, às memórias, às linhas de uma carta e à poesia.

Pela última vez vou cantar teu nome, declamar meu sentimento. Hoje mesmo vou velá-lo num caixão de mármore e esquecer-me de ti para sempre. Preciso devolver esse sentimento. Entrego-te, é teu. Aos poucos, em cada linha, em cada verso, me parto, em milhares de fragmentos, me coleto e me entrego a ti. Me transformo em cada cor só pra te devolver em forma de arte tudo aquilo que não me pertence mais. Todo o saudosismo, toda a nostalgia de ter você aqui, sentado na pedra em que o meu coração se transformou.

5

Um fato é que a vida não vem com um manualzinho que podemos consultar a qualquer momento. Precisamos viver cada situação, experimentar os erros, nos perder nos vícios, beber da água impura do acaso, deitar com os achados da monotonia que é viver.

Agora mais do que nunca me sinto tão livre de você... É como se uma brisa batesse em meu rosto, espalhasse meus cabelos e te levasse com ela para bem longe, além daquelas montanhas que somem ao longo dos olhos. Teu sexo já não me faz a cabeça, já não me embebedo nas tuas carícias, tua língua já secou, teus beijos mofaram, tua voz derreteu e teus olhos... ah!, nem me lembro mais como são. Te vejo cruzando a porteira da resiliência, trancando-a e sumindo para sempre no caminho que se faz à tua frente. Eu não esperava mesmo mais que um adeus frio e distante.

Uma mão solta a minha. Um olhar cruza o ar e se desfaz. Cílios tremem. Olhos rápidos, disfarçados. Gestos nervosos que começam e não terminam. Um vai e vem. Um não saber agir. O final trágico de uma novela, o assassinato do vilão, a separação da mocinha. O casal feliz desfeito. Você longe, cruzando a porteira.

Nesse momento não te ofereço só um coração seco, murcho e vazio. Te entrego tudo que você representou pra mim. Te entrego a carência de dormir noites sem teu corpo junto ao meu. Te devolvo num envelope colorido todas as minhas memórias, meus erros e acertos. Ofereço-te, num potinho, todas as lágrimas que pelo meu rosto já escorreram. Guarde-as embaixo do teu travesseiro, embale-as e coloque junto às nossas fotografias. Depois reúna tudo e queime. Faça-me evaporar para sempre junto à fumaça que se perde nos ares, solitária e densa.

Me queira tanto quanto aquela moeda que você deixa de gorjeta ao garçom do primeiro bar em que você estiver. Não quero ser uma pessoa que baseia seus sonhos numa bandeja de promessas, que constrói castelos de areia em meio à tormenta. Me veja como alguém que aos poucos se desprende e que vai tornar o para sempre não somente meras palavras, e sim um misto de atitudes.

Sei que aos poucos me reestabeleço e me preparo para viver tudo novamente, sim, com outro alguém. Com outra pessoa que saberá valorizar cada gesto, cada olhar, cada toque. Alguém que realmente reconheça quão delicado pode se tornar um beijo, quão sensível pode ser um roçar de rostos, o quão bom é ter alguém do teu lado se importando com tuas olheiras, a razão do teu cansaço. Alguém que seja totalmente teu em todos os momentos. Alguém que entenda quão importante é existir reciprocidade.

Hoje e tão só hoje me dispo. Me esvazio de todos os sentimentos, todas as preocupações. Quero dançar na chuva, sentir o frio me lamber, quero o desconhecido do mundo, quero abraçar a noite, tocar o asfalto com a ponta dos pés. Hoje quero ser para sempre o novo eu — aquele que me tornarei. Hoje a poesia me cura, me inova e reintegra tudo que foi perdido. Eu me permito não ser o que já fui. Deixo partir toda a conveniência, todo o resquício do velho eu. Quero o sabor da vida nos lábios, beber o néctar do destino, me banhar na relva das circunstâncias.

Hoje, de peito aberto, quero dizer que estou preparado para tudo que preciso viver. Por favor, me deem os maiores desafios, me encham de problemas, me exijam, me deixem noites e noites sem dormir. Quero que a vida me chame para si. Que me coloque cara a cara com minhas expiações, me faça sentir na pele o propósito de tudo, para então, depois de tudo, descansar, repousar, viver, me gastar.

Eu sinceramente queria que esse momento de força durasse... Mas sei que logo, muito em breve a melancolia voltará, tomará conta, e eu novamente me tornarei aquela vítima da vida ingrata na qual me coloco todos os dias. Mas antes que venha, vou aproveitar.

O céu escurece, é a chuva que desce. Meu amor desaparece. Meu amor-próprio se enaltece. Te tiro para sempre daqui.

Meu peito se esfacela a cada martelada, as tesouras afiadas agem rápido, os cortes necessários são feitos. Aos poucos só terei um buraco no lugar do coração. A reforma necessária será realizada em breve. Um transplante. Um novo coração, vacinado, imunizado de amar errado.

Não quero ter a limitação de me ver acorrentado a alguém. Preciso ter o discernimento necessário e perceber que não é necessário projetar minha felicidade sobre alguém. Felicidade é algo que você, em meio à nevoa chamada vida, descobre assim, do nada. Felicidade é saber que, por mais que você não tenha a casa dos seus sonhos, a roupa da moda, o carro de última geração, ainda assim há aquela chama que brilha no fundo dos olhos, que aquece o coração e você se sente pleno, como se nada mais precisasse existir. Felicidade é não ter nada, e mesmo assim ser pleno de tudo.

Esquecer é algo necessário, passar pelas dificuldades é como lavar a ferida com sabão. Você sabe que dói, mas também que é necessário para haver cicatrização.

Meu processo de cicatrização teve início.

6

Já tentei imaginar por diversas formas, interpretei por diversos prismas, por inúmeras óticas, transviadas, convexas, côncavas... O amor sempre foge da minha conclusão, escapa, se tranca num cômodo invisível do meu pensamento, um nó para meu senso de compreensão. É um sentimento? É uma necessidade? Um laço? Não sei que definição dar. Quem sabe um misto de todas essas possíveis sensações com um pouquinho de dor, apego e sofrimento? Até hoje, em todas as experiências que vivi, não consegui separar amor de sofrimento. É quando se ama que você percebe que estar pleno de tudo é estar vazio. É um ponto neutro do ser humano, é quando você está normal, quando não falta aquele dente na boca, é quando você respira numa frequência normal, e só então, dessa forma, as demais coisas vos serão acrescentadas.

Para mim, o amor não é somente passível de sentimento, é algo transcendental que atravessa os tempos e as gerações, é algo incompreensível, composto de mil cores e gostos, é uma lâmpada de mil cores que desordenada pisca e nos confunde até a mente. Essa é a milésima vez que escrevo sobre o amor e ainda não cheguei a conclusão alguma. Quatro letras que despertam tantas páginas, que escrevem tantos destinos, positivos e negativos.

O amor está nos mínimos detalhes. Na nota que sai do violão, no texto do ator, nas linhas do poeta, na voz que encanta, na flor que é arrancada do jardim, no perfume dos lençóis. Eu já vi o amor. Sim, eu lembro. As pernas juntas no lençol, o cheiro da minha mãe, o sabor da comida da infância, um sorriso no meio da rua, o banho de chuva, a música do escuro do meu quarto, o gostinho do caldinho de feijão, o cheiro de livro novo. O amor bate todos os dias na minha porta, seja no sorriso de cada criança ou mesmo nas suas pequenas conquistas do dia a dia: a resposta correta, o desenho mais colorido, a pintura mais bonita.

Sinto amor real quando me lembro, nostálgico, de momentos que vivi, e muitos que não vivi. Cenas que idealizei e que ficaram guardadas no meu coração e ali ficaram. Sempre quis tão pouco, um colo, um abraço, um jantar preparado com carinho, um bilhete deixado ao amanhecer. Sempre quis ler um sincero Eu te amo.

Um beijo roubado, a surpresa de uma chegada, uma ligação numa noite fria, num sábado solitário, onde a tua única companhia é um velho litro de martíni rosé. Um cartão-postal, uma mensagem, a letra de uma música, uma conversa no meio da rua numa noite de dezembro.

Amor se confunde com a vida e se vai com ela também. O amor também morre, enfraquece e aos poucos se vai, deixa cicatrizes na alma, profundas feridas que sangram ao menor toque. Amor é paciência, é doação, é uma sangria.

Chego a imaginar que escrever sobre o amor me deixa autoimune à sua interferência. Crio uma falsa barreira emocional que me deixa forte e confiante. Ledo engano. Apenas uma fuga, é uma maneira de me fragilizar, de cortar meus pulsos e deixar exposta a marca das minhas frustrações, é me arrastar com as correntes que me prendem a essa existência sem propósito, é me congelar na chuva que esbarra em meu rosto, e apodrecer nos lençóis em que me deito, é ser consumido pelo vírus da inveja das pessoas emocionalmente estabilizadas.

Falar sobre amor é resgatar as maiores iras, é deixar mofar as asas das borboletas, é tingir a água de marrom, é extrair o dente da frente. Amor é perder uma unha, esmagar um dedo, infiltrar o joelho. Amar é como ser estéril e esperar ter uma prole de cinco filhos. Amar, para mim, é ter uma cólica renal, é urinar um cristal que, pontiagudo, desce rasgando a uretra. Amar é um esforço, um parto malsucedido, em que no final só sobrevive a criança. Amar é um aborto, é uma infecção generalizada. Amar transcende qualquer barreira da sanidade mental. É como tomar um cálice do veneno mais poderoso.

O amor é algo como morrer afogado em águas de temperaturas negativas, é sofrer um choque anafilático, é ter um derrame cerebral. Amar atravessa obstáculos, deixa rastros, restos, rostos, é um rito.

O amor é também o gosto da cereja tirada do pé, é o sorvete de uva derretendo nas mãos, é a voz rouca do Cazuza, é a poesia da Clarice, os desvarios do Bukowski. O amor é viajar pelo desconhecido, é enfrentar seus medos e desapegar. Des-apegar, não apegar.

Amar, às vezes, é deixar ir... como as águas de um rio, que seguem seu curso em busca de algo maior. Amar é abrir mão, é soltar as rédeas, é deixar livre, amar é deixar voar o mais alto que puder. Amar é ter livre-arbítrio. Amar é não ser dono de ninguém, nem de nada. Amar é trocar, é retribuir. Amar é não cobrar. Amar é concordar em ir embora. É trancar a porta e sozinho percorrer o corredor frio e vazio.

Amar é escolher olhar para si e entender que você é a pessoa mais importante que existe. É estar em primeiro lugar nos seus planos. É ser o *top one* da sua lista de prioridades. Amar é notar que o tempo não para e tão somente ele é capaz de falar pela vida. É ele que nos rege, que põe tudo à prova, que decide quem fica e quem vai. É somente ele que nos torna pessoas melhores, ou não.

Amar é como viver: morremos um pouco a cada dia.

Às vezes, o amor nos é negado, roubado, transferido, não retribuído, nos é sabotado. É uma casa escura de muitos cômodos. É como um dia que não tem fim, ou outro que passa muito rápido. Depende da sorte de quem experimenta.

Eu só te ofereci meu calor. Meu tempo e minha disposição.

E meu amor.

Esse amor que me causou esse misto de incompreensões. De sentimentos furados, cansado de amar errado estou. É como tomar sopa fria.

Foi como uma queimadura de terceiro grau, mas a pele já está voltando ao normal. A região afetada está cicatrizando. Aos poucos estou me refazendo, me moldando, me tornando o que um dia eu fui. Graças a você, hoje deixo de ser autodestrutivo. Não me martirizo mais. Aos poucos os pontos estão caindo, o tecido revitalizando, a carne renovada, quem sabe se preparando para um possível próximo tiro. Quem sabe? Talvez demore um bocado.

Umas poucas linhas não fazem mal a ninguém. Estou esvaziando, arranjando lugar para outras emoções, ajeitando a casa, colocando os móveis no lugar, decorando as paredes. Enquanto isso, o silêncio trabalha a meu favor. O silêncio e o tempo. Aos poucos meu apartamento estará novamente nos eixos. Meu lar será totalmente meu novamente. E o samba voltará a tocar.

Você e eu. O romance ideal.

A história que, como todas, um dia chega ao fim. Eis o nosso. Fim.

Quando eu era criança, fiquei com trauma de finais. Finais me davam medo, me tiravam todo fio de esperança. Finais me entristeciam, apagavam sem dó as expectativas da minha pequena alma infantil. Finais eram sinônimos de adeus, de perdas, do sonho que acaba, mesmo feliz. Mas acaba. Ou alguém sabe o que aconteceu com a Chapeuzinho Vermelho depois que o caçador matou o lobo?

Nunca soube direito como lidar com os fins. Com o encerramento dos ciclos. Com o início de outros. Tudo que é também me causa medo. Tenho medo de que minha alma ainda seja a daquele menino de vinte e poucos anos atrás. Será que só cresci em termos fisiológicos? Os medos, manias, vícios, valores e pensamentos continuam os mesmos que foram daquele gurizinho? Encerramentos me deprimem, principalmente por me mostrarem que tudo na vida um dia acaba, especialmente o que é bom.

Ainda me confundo na lida do tempo. Não sei em que parte do tempo fiquei preso. Só sei que vestia um calção e uma camiseta larga. E chinelos havaianas.

Minha autocrítica me cobra um posicionamento coerente em relação a isso. Não sei o que fazer, apenas vivo. Passo sobre os dias, como pular as casas de uma amarelinha, mesmo sendo sabotado pelo tal amor. A vida adulta me chamou e eu não estava pronto. Taí! Foi cedo demais. Será? Não sei...

Eu saía às ruas em busca do meu verdadeiro eu. Procurava em todos os lugares onde estaria meu eu alternativo, correspondente à minha idade atual. Os carros buzinavam na minha direção, mas eu não os enxergava. Passava por entre eles, sem distinguir nem sequer a cor. A paranoia me enlaçava, e juntos andávamos por aí sendo a companhia um do outro. Até que te achei. E foi então que me perdi.

Acabei com as buscas por mim. Você me bastava, me completava, me entretinha.

A procura pela autoafirmação acabara. O meu verdadeiro eu poderia esperar. Naquele momento, estar com você me consumia por inteiro, me deixava pleno. Você era meu tendão de Aquiles, ainda inteiro, sem arrebentar.

Estar contigo era só o que eu queria. Comer não era mais necessário. O dia não passava, a noite contigo passava tão rápido... As que não estava, se arrastavam. Deixei a onda me levar. Embarquei a bordo do disco voador e havia encontrado a felicidade. Como um narcótico dos mais viciantes, como uma das pragas do Egito, estar contigo era o 11º mandamento.

Meu fraco coração, atrelado à minha infantil ingenuidade, me disse que havíamos atingido o nível máximo de plenitude. Talvez tenha sido. A vida não havia sido muito gentil até então. Eu adormecia no sofá e tudo que eu mais queria era acordar e ver teu rosto dormindo ao meu lado.

Todos os castelos que eu construí foram derrubados. A areia era minha testemunha, foi ela quem recebeu meu inconformismo. O sofrimento estampado. Um cigarro atrás do outro. Uma garrafa atrás da outra. O mar que me consolava, o mar e a areia. O céu escuro, de estrelas pontilhadas e a lua enorme, grávida, sentavam comigo e me ajudavam a destilar minha tristeza, fazendo mal a mim mesmo. Eu precisava me autopenitenciar, deveria cutucar fundo a minha dor e saber onde errara. Eu precisava me mutilar psicologicamente, me aspergir com gotas da culpa, eu tinha que me torturar e me suicidar emocionalmente. Caso contrário, não seria eu. Na noite do fim, especificamente. O barulho do mar, inconfundível aos meus ouvidos, o toque áspero da areia e o clarão do luar.

Para cicatrizar por completo, às vezes precisamos nos cortar novamente. Há situações em que o sangue se acumula sob a pele danificada, e está ali, sobrando. Precisa-se furar o tecido e deixar a sobra escorrer.

O sorvete derretera, a bola furara, o bolo secara. O poço transbordara. O contrato fora assinado e despachado. O destino decidira.

A frustração é feito chiclete, precisa-se mastigar. Depois, joga-se fora.

7

Silêncio. A noite está um pouco fria em outubro, acredite. Meu apartamento mais parece o fundo vazio de um mausoléu. A chuva lava toda a cidade e embaça todos os vidros. Aqui do alto vejo os fantasmas de uma cidade resignada pelas gotas que banham seu íntimo. A água se acumula nas sarjetas e como um fio de sangue caminha para o desnível em busca do deságue. Todos caminhamos em busca de.

Nos vidros suados da minha janela escrevo pequenos poemas que se perdem na umidade. Aos poucos se apagam, tais quais seus significados, se evaporam e se perdem num mundo fictício de pura ilusão. Escrever, ao mesmo tempo que dá sentido às palavras, às sensações e emoções, dá forma às ideias, também se redime dessa função e deixa tudo sem o menor sentido. As palavras se acumulam num fundo branco e as emoções num fundo oco, vazio. Se perdem no líquido espesso da desilusão e se despedaçam no precipício da esperança.

Pequenos pontos amarelos, azuis e vermelhos dançam no fundo de vidro que tenho à frente. Brilham alternados em meio às lágrimas que a chuva deixa escorrer pela janela. Às vezes o brilho se avoluma, outras se apaga. As ilusões desaparecem, os sonhos se desfazem, onde está o amor? Os lençóis amarrotados da minha cama são meu único abrigo neste momento. Meus travesseiros formam muralhas que me protegem da ação que o mundo possa exercer sobre mim. Minha trincheira é apenas dois velhos travesseiros, um livro antigo, um maço de cigarros e a chuva — é a minha defesa contra o mundo que me persegue, me toma, me puxa, requer de mim um posicionamento em relação à vida.

Acendo mais um cigarro, seria o vigésimo do dia? Talvez. A fumaça me completa. Expiro-a contra a janela. Pronto. Mais um fundo para um poema:

VIDA QUE ME ENLAÇA, QUE ME PERSEGUE. NÃO SE ESCONDA, DÊ A SUA GRAÇA!

Antes mesmo de acabar a última palavra, as primeiras já haviam se apagado. As letras desgrudaram-se do vidro e pairaram no ar, a poucos centímetros do meu nariz. Dou mais uma tragada e sopro a fumaça contra as palavras.

Pequenos objetos abstratos se formam e ficam dançando bem na minha frente; aos poucos se dissipam e voltam ao nada. Se percebermos, tudo volta ao nada. Nós, pessoas, em pleno uso das faculdades mentais, morremos e ao pó retornamos.

A vida é um emaranhado de rostos, de cheiros, de situações, é um rolo de saudade. É uma avalanche que se avoluma e recai sobre você, assim, de uma hora pra outra. É um balaio de verbos, de ações que te guiam nessa existência.

Viver está muito além de compreender. Somos meros atores executando uma cena escrita pelo destino. Viver ultrapassa uma barreira que separa os diversos mundos que compõem a vida terrena. Tentar entender essa misteriosa teia de relações é algo impossível para simples mortais. Quanto mais se tenta, mais tempo se perde, e no final só atestamos o mesmo resultado: uma taça de ilusões que se misturam e nos confundem.

Deito minha cabeça sobre o travesseiro e uma lágrima pesada escorre do olho direito. Cruza meu rosto e se acumula sobre a barba por fazer. Essa lágrima carrega em seu âmago um misto das minhas frustrações, tristezas e nostalgias. Também carrega a esperança de me esvaziar, de tornar-me livre outra vez.

Sim, você ainda me persegue, mas sei que aos poucos tenho me depurado, e o trem em que você embarcou tem sumido da minha visão. Está fazendo a curva do desconhecido e tirando você para sempre de perto de mim. Meu coração, às vezes, fraqueja e dá mostras de que não vai suportar, mas é puro artifício. Nós sabemos que o sol voltará a brilhar.

Te tirar do meu coração pode não ser tão fácil assim, temos que deixar tudo que amamos livre, e meu ego ferido já entendeu que não seremos um do outro. Há momentos em que me fragilizo, me divido em partículas. Porém, logo me remonto e a vida segue, com os dias frenéticos, afazeres aos milhares.

A chuva cresce, fantasmas começam a rodear a cama. Passam mãos invisíveis sobre meu corpo, bafejam um hálito gélido sobre meu rosto, esbarram mãos em meus cabelos. Me prenso contra a cama, puxo meu cobertor e me enfio debaixo, no escuro. Ainda assim sinto suas presenças constantes. Dois deles riem e outro deita ao meu lado. Aos poucos saio do meu calabouço e os encaro. Pisco duas vezes, eles somem. Um clima gelado toma conta do quarto.

Estou saturado dessas situações que se arrastam, dessa vida que demora, desses finais forjados.

8

Caminho no deserto. De um modo muito particular a vida me dispensa. Joga-me perdido nesse mar amarelo de areia quente. Meus pés doem.

[Silêncio]

Me vejo sem saber pra que lado caminhar, em que porta bater, qual pessoa chamar. Dou voltas em mim, procuro me render às paixões torpes e bebo o vinho da decepção. Me queimo no fogo do amor forçado, das palavras lançadas ao vento e durmo. Acordo e novamente a fuga. Uma existência fugaz, que me queima e me lança à mercê da indecisão. Sinto-me preso num labirinto de espelhos que me deformam, me partem, me diminuem, me alteram, me mudam, me deturpam... me cortam e por fim, me ferem. O sangue escorre pelas mãos e banha meus braços, suja minha barriga e fere com seu cheiro acre minh'alma de poucas alegrias, essa alma cansada de apanhar, de se ajoelhar e mendigar uma pitada de carinho que fosse.

Eu me abandono e tento sorrir. Gesto impreciso, falho. O sol queima meus olhos e o suor fere meu rosto de pele lisa e parcialmente coberto por uma barba densa e pegajosa. Tento me libertar dessas amarras. Olho para o céu e tento buscar uma resposta, um porquê apenas, como se isso fosse a solução para o abismo que me cerca. Atos sequenciados. Falhos.

Enxergo apenas as nuvens que banham um céu azul de um branco abusivo e dominante, contudo o sol, pontiagudo e eminente, senhor absoluto da existência, continua irradiando seu veneno através dos raios que partem o corpo físico. Olho para o ponto brilhante e tento adivinhar seus segredos, seus mistérios e seus propósitos. A areia quente judia meus pés. A pele se desprende e sai... a ferida aparece. Como se desprender, feito a pele queimada, de um corpo de angústias? Como me desprender dessa existência que se arrasta e me queima? Quanto custa uma porção de bem querer? Quanto custa?

Continuo o caminho, o percalço fere feito faca, mas há de haver uma recompensa no final. Um pote de ouro? Um carinho demorado? Um beijo roubado? Uma cama de lençóis bagunçados? Uma convivência baseada no amor?

Esse mesmo amor que fere, que mata, que morre, que desaparece e aparece, que brinca de montanha-russa, que te joga no chão e que te prende. Esse mesmo amor que no final te preenche, mas que precisa fazer sofrer, porque amor sem sofrimento não resiste. É uma espécie de preparação para amar. Na realidade, chega um ponto em que a gente cansa de amar errado e as esperanças se dissipam feito fumaça de cigarro que se perde no ar, que voa pra bem longe, mas que às vezes bate de cheio na cara.

Esse sentimento que na realidade não existe é somente uma abstração da nossa mente, mas que nos rende e nos obriga a senti-lo. É uma das formas de comunicação da vida. Uma imposição do meio, do sistema entrincheirado das emoções humanas. A novela da psiquê. A droga mais pura, viciante e degenerante.

Caio mais uma vez. Me levanto. Os beijos colhidos do vento não me são suficientes, bocas que se perdem no meu corpo e somem. Atravessam paredes, corredores e vão embora. Para sempre. Não deixando nem sequer um pequeno caco daquele momento.

As almas se encontram e por momentos se cruzam, se entregam, se amam, e no instante seguinte se afastam como se nunca se tivessem percebido. Pura casualidade, necessidades sombrias. É um achar-se e perder-se novamente. Sempre assim. É o rumo que a vida nos impõe. No outro dia a vida nos chama novamente e lá estamos nós: frustrados e vendo tudo como uma normalidade necessária. São propósitos que me fogem ao entendimento.

Por um momento eu queria poder experimentar a liberdade de viver. Sem obrigações, sem convenções, sem sentimentos. Queria poder entender a visão de todos e por um momento não me importar com a minha. Queria andar despreocupado sem esperar nada, sem idealizar nada, sem sentir essa falta que me acomete. Sem lembrar-me das pessoas que arrancaram um pedaço por vez do meu coração. Queria, se algum dia fui, voltar a ser completo. Não queria ser esse buraco.

A travessia não é fácil. Caio, me permito sentir o calor do chão e deixá-lo arder como forma de punição por todos os crimes que cometi contra mim mesmo, me sabotando por inúmeras vezes, me deixando influenciar, me fazendo sorrir na hora errada e aceitando essas migalhas que a vida me oferece de pedacinhos em pedacinhos. Será que a minha hora um dia chegará? Será que?

Tento apurar meu passo, mas, quanto mais tento, o tombo sempre é maior. Me arrasto, me entrego a essa empreitada; por vezes me deixo levar e me perco nos meandros. As esquinas me afogam, o tempo sufoca e as ruas são uma espécie de casa. Na verdade, uma fuga. Uma esperança de ver, de encontrar alguém que possa me ajudar a sair desse tormento, dessa nuvem cinza que me cerca e que não me permite ver a claridade além.

Ainda guardo a impressão de um dia transpor essa barreira, e lá no fim poder sorrir o sorriso mais sincero, mesmo que dure pouco, mesmo que seja como uma chuva de verão, mas quero dar o sorriso da plenitude, nem que seja por um momento.

A verdade que é viver faz-nos prisioneiros de uma realidade alternativa, uma ilusão que nos acomete e nos força, nos influencia. O orgulho ferido nos torna capazes e molda nossos sonhos, nossas metas. O que queremos é tão simples e tão impossível ao mesmo tempo!

Escrevo diversos bilhetes de socorro e espalho pelo caminho. Quem será a boa alma que estenderá a sua mão, que vai limpar minhas chagas e que antes de dormir vai sussurrar no meu ouvido que está tudo bem? Mesmo que o mundo esteja por acabar. Mesmo que o escuro nos trague e nos leve para o sono da morte. Cadê você que vai colocar a sua mão sobre a minha? Onde está? A quanto bate seu coração nesse momento? O que faz? A quantos quilômetros está? Será que também pensa em mim? O que te distrai, que não se aproxima de mim?

O entardecer pesa sobre mim, e tem sido assim pesado há tempos. Cada final de tarde é um dia a mais que venço, que suporto a batalha, e que, mesmo em meio a essa desconexão sentimental, eu venço e me apaixono por mim. Urgentemente preciso compartilhar esse amor-próprio, esse sofrimento existencial, essas lembranças nostálgicas que não me soltam. Esse passado torpe e nauseante que me retém e não me deixa viver, que me sabota e me joga contra o meio-fio.

Quero que esse passado seja apenas um leve arranhão sobre a pele e não uma faca enterrada no peito que me faz doer há vinte e poucos anos. Quero provar das belezas que as pessoas enxergam e que essa miopia emocional não me permite ver. Quero um lugarzinho ao sol. E não quero muito. Sem constância, sem permanência. Só por um momento que dure a minha existência física. Um tempo tão breve que pode durar menos que o sopro numa vela onde a chama se vai como se nunca houvesse sido.

Morrer é doce e gentil. Faz bem. Morrer é como amar: faz-se necessário. Morrer é como as flores que nos cercam, belas, impostas e delicadas, que num ímpeto são pisadas, despetaladas, arrancadas da existência. Morrer faz sentido. Meus pulsos sangram e o corte se evidencia na pele.

Morrer é como a noite que se abranda no céu, é como o cair da temperatura que me abraça e cura todo o fogo que sobe do meu corpo. Morrer é renascer, é ter outra oportunidade de ser feliz, é um trocar de corpos e experiências. Uma existência e uma morte, um caminho tão saudável que a vida nos impõe para continuar, para nos aperfeiçoar para um dia chegarmos ao alto escalão da evolução e não mais chorar, não mais sofrer. Uma vida: um sofrimento necessário.

A noite me adoça, e com seu céu de estrelas pontilhadas tenta me dizer que tudo é breve. Me mostra em pequenos detalhes que é necessário acalmar o coração. Já tenho ouvido isso há tanto tempo que me pergunto se a verdade é relativa, se não é uma propriedade particular de cada um. Qual é a receita da vida? Preciso misturar o quê com o quê?

Em vão tento me abrigar do frio, um misto de sensações. Há pouco tempo, o calor; agora o frio. Há pouco tempo, um beijo, agora a distância. Minutos antes, a satisfação da alma, agora o desespero, a loucura, a demência... Onde está o sentido de se refugiar num canto escuro de você mesmo? Que cura para a alma isso traz?

No fundo eu queria entender os motivos, sabê-los, absorvê-los. Talvez o fato de tomar conhecimento amenizasse um pouco a minha dor, e a resignação seria um processo menos doloroso e difícil, embora necessário, pois as dores nos moldam a alma, são os melhores mestres. Uma incursão ao íntimo do ser humano.

Sinto que todos os dias deixo um pedaço meu para trás, algo que me era tão valioso se perde em meio à areia, e o vento carrega para longe... distante. Creio que esse fragmento que me deixa nunca mais voltará, e Deus sabe a falta que fará. Um coágulo que se forma, uma veia se rompe. Os sentidos me faltam. Os membros me abandonam. A vida me escapa, a alegria de viver se esvai e espalha-se sobre a areia que o tempo colhe.

A madrugada chega, e com ela milhares de pontos coloridos riscam o céu, creio eu, em busca de um lugar. Do seu lugar. Estou deitado sobre essa areia fria, arrepios sobem pelos pés e me estremecem, subindo até a nuca. A insatisfação é minha fiel companheira. Ela se deita sobre mim e preenche meus pensamentos. Semeia com toda a sua habilidade e maestria os piores pensamentos e sensações que possam existir. É um não achar-se total. Uma existência sem finalidade, um faz de conta de existir.

Alguém me disse que esperar é o melhor a fazer. De tanto esperar, um dia se morre.

9

Aí então você vai e volta mil vezes num dia, vem numa ventania e some num quê de saudade. Tu apareces pra me querer derrubar, pra sentir que meu coração deságua a menor memória tua. Uma luz que se acende no fundo da alma feito farol perdido a esmo no meio do mar, e fraca me acomete, me domina e me enche de esperanças, de promessas de episódios felizes, mas com a certeza de um trágico fim.

Tu me queres, me engoles, me chamas, me procuras, mas não me vens, não me tens, não queres, e no fundo eu também não.

Esse é um jogo que me faz blefar em cada baixada de cartas. Quando estou prestes a ganhar, tu me apresentas uma trinca de ases e então eu perco mais uma vez.

Tu somes por mil dias e, novamente, como a fumaça que se espalha no ar, me chega e me arrebata. Teu querer não é o meu querer; teu amor não é o meu amor; tua vontade não é a minha, e eu, tolo de coração mole, mais uma vez me cedo, me abro, me corto, me mutilo, me condeno e te recebo. Te recebo porque escondo de mim mesmo — e faço questão — porque, entre nós, eu te amo. Eu sei que te amo, de uma forma impossível, utópica.

A vida me surpreende, segue seu rumo com todas aquelas banalidades do dia a dia, com toda a rotina a que eu, você e milhares de pessoas ao redor do mundo estão acostumadas, viver as mesmas situações todos os dias: o trabalho, os conflitos, as contas a pagar e quase nenhuma a receber. Dura vida!

Hoje meu cálice transborda, não de sangue, não de vinho, mas de água. Água pura, que nos limpa das impurezas, que nos revela que sem ela não somos nada. Água que é a matéria-prima do ser humano, água que conduz moléculas, que cura a sede, que nos regenera.

Água que pode ser comparada ao teu amor — ausente, impreciso, fantasioso, abstrato, calado, distante, um quase desamor.

Os vaga-lumes do tempo rondam-me o quarto e tenho visto através de suas luzes o quanto ainda tenho pra viver, o quanto ainda preciso me libertar dessas tuas garras, desse teu furor, desse teu canto que me adoça, que me lambe, que me tem... Essa ligação íntima que me impede de ver a luz do dia de um modo real. Como os outros veem, como as pessoas normais, que não têm um amor doentio, conseguem ver. Quem me dera! Quem me dera voltar a ver o sol...

Eu sou a prova viva. A cobaia de Deus para sentimentalismos frustrados, sou a parede rachada, mas que ainda serve para algo, sou a taça que despencou da mesa e se fez em milhares de cacos. Sou a pétala da violeta que se fez pó... que secou e sumiu sem deixar rastros, sou aquele que te espera, que te despede e que sonha em nunca mais te ver, mas que ao mesmo tempo te quer e precisa tanto quanto o ar numa manhã qualquer.

Eu te devolvo tudo... e, com tudo, te envio meu coração em envelope pardo com meu sangue coagulado e pequenas gotas de mim em cada centímetro do papel. Um pedaço de mim que te ama, e que não sabe como vai ser o próximo minuto, não sabe como será o futuro se não for com você.

Insisto na dúvida e me calo. Não há mais motivos. Os argumentos são insuficientes, meu corpo não mais responde, eu viro uma pedra e me fecho. Numa concha. Sim, numa concha. Puxo sobre mim o véu do esquecimento e mergulho num berço de dor, de desamparo, de cansaço. Meu pulsar se apaga, minha respiração cresce e o ar já não me é chegado. Meu corpo começa a tremer, minha cabeça dói e esmaga meu cérebro confuso e intumescido. A língua incha e procura tua boca, teu gosto, precisa do teu cheiro, quer tua seiva. Implora tua atenção difusa. Eu me procuro e não me acho. Continuo sendo como um crime não resolvido, me estranho, me desconheço, examino meus restos, tal qual uma necropsia de cadáver indigente. Como pude me perder assim?

10

Escuro... Um manto negro se estendia à minha frente. Pontos brilhantes se espalhavam em toda a extensão. O vento batia contra meu rosto, fazendo meu cigarro apagar. Em algum lugar próximo dali, virgens-que-não-eram-virgens dançavam nuas cobertas apenas por um fiapo de pano branco e flores envoltas na cabeça. A noite cheirava a sangue fresco, a boca salivava sentindo um estranho gosto de. Baunilha? A água se chocava revolta contra as pedras como se fizesse isso por castigo. A cada segundo me punha mais inquieto. Vejo o infinito à frente e me deparo com a minha existência delinquente, forjada... frustrada. A vida passa por mim, porém não consigo acompanhá-la. O menino triste com alma de palhaço se mutila e espalha suas partes por toda a praia, e observa seus sonhos escapando pelos poros e sumindo no ar. DESAPARECENDO. Uma canção sai abruptamente dos lábios, ela tem sabor de... infância... de abandono, gosto de implorar carinho e atenção — vontade de ser amado. Gotas de chuva começam a cair e banham as partes do menino que estão expostas à areia. Tem medo de que elas jamais se juntem. É triste ter que viver levando-as separadas de um canto para o outro. Espere. Alguém se aproxima e vem trazendo a chuva como companheira. O menino sente que possui o destino desse alguém em suas mãos. Algo que ele precisa permitir. Uma sede de vingança contra o desconhecido se apodera dele. Então me levanto e começo a seguir a moça — e só agora teve noção de que era uma. A chuva lava a cidade. Corro até ela, agarro-a pelos braços e a derrubo. Cubro sua boca. Sento sobre ela, imobilizando-a, e lhe dou um soco no rosto; eu queria tão somente me vingar. Ela tenta gritar, mas novamente a soco. Agarro seu pescoço e ela se debate, tão linda como um animal indefeso. Os raios traçam o céu de norte a sul. A avenida está vazia. Meu peito se oprime e a vida da moça se esvai através de meus dedos. Os olhos dela quase saltam pelas órbitas, sua cor roxa me agrada. Meus finos dedos pressionam o pescoço e ela começa a perder os sentidos... devagar... como quem adormece em lençóis alvos num dia ensolarado de domingo, no início da primavera. Ela se debate e acredito que seja o último suspiro. Imediatamente largo seu pescoço e me deito ao seu lado, abraço-a e lhe beijo os cabelos. Ela tosse e, afogada, tenta recompor-se. Um ensaio de grito ameaça, mas nada sai.

Ela se afasta de mim na tentativa de fugir. Vou até ela e lhe imploro para que não vá. A cor lhe volta às faces. Seguro-a gentilmente pela mão direita, tão branca e sensível. Peço a ela que fique e que me escute. Tiro uma navalha do bolso e deposito-a em sua mão com uma mensagem: ou você, ou eu. Deito-me na areia ensopada bem próximo à água. Ela tenta fugir novamente, vou até ela e imobilizo-a outra vez. Dou-lhe mais dois socos e peço pra ela acabar com tudo de uma vez. Ela assente com a cabeça. Deito-me ao seu lado, ela saca a navalha e passa pelo meu pescoço. Sinto a sensação amarga do corte e minha artéria se esvaindo. Um jorro quente desce pelo peito. Começo a afogar-me. Ela calmamente deita ao meu lado e repete o gesto. Vejo sua garganta aberta e jorrando. Ela debate-se e joga-se sobre meu corpo já quase sem vida. Nossos sangues se misturam e entram ao mar, manchando de carmim as espumas. A chuva dá uma trégua, a cidade continua viva.

11

O processo de cicatrização foi só um engano.

Uma esponja tem mais conteúdo que eu. Me sinto vazio, tão vazio quanto um vaso oco e profundo, obtuso. Não sei o que será feito de mim em alguns anos. Tenho me perdido nas horas, os minutos se arrastam, e quando vejo já é final de semana de novo. Sem você, é claro. O sol das duas comprime a cidade e eu fico no meu quarto esperando um sinal, uma esmola dos céus. Nada acontece. O ventilador me acompanha nesse martírio solitário que me acomete. Moscas amigas sobrevoam meu quarto na esperança de me fazer companhia, por dó, pra não me deixarem morrer de tédio. Meu mundo é um enorme sorvete de uva que aos poucos derrete. Uma falsa idade me abraça e me tira qualquer disposição. As forças somem através dos pés.

Falar é cansativo, me mover também. Se pelo menos eu pudesse me subtrair da vida e me encaixar em qualquer ataúde do tempo e dormir placidamente pelo correr dos anos. Morrer não, eu preciso dessa penitência. Necessito pagar pelos meus erros, pelas inúmeras falhas e repetições de coisas erradas que fiz durante a vida, desde a mais tenra infância. Tenho por merecimento deitar a cabeça ao travesseiro e não poder dormir mutilado pela culpa. Tenho que aceitar e acima de tudo permitir os cortes que a ponta aguda da existência me acrescenta ao corpo.

Vivo rodeado por livros que me contam as mais fadadas histórias, as traças consomem cada página velha e também minha mente. Aos poucos se alimentam do meu cérebro e me tiram de circulação. Caem sobre meus olhos, andam pelo meu corpo, e fazem de mim seu templo maior de adoração. Eterno aprendiz de erros, de censuras, de absurdos. Um ser nascido para corromper e se deixar corromper. Quem dera poder passar esse fardo a alguém...

Desde muito pequeno sempre tive ideais de modificação. Sempre tive a intuição de que faria algo de importante para a humanidade, no entanto, não consigo nem me salvar. Nem consigo sair da própria cova, e pior: a que cavei em vida, e me enterrei vivo. Deitei e alguém jogou terra por cima. E, contudo, não morri — uma pena.

Os sonhos de super-herói ainda estão guardados em algum lugar, só não lembro onde. Sei que em alguns momentos dou de cara com eles e fujo. Fujo de mim, fujo do espelho, do meu reflexo fraco, depressivo e acabado.

Me falta coragem pra assumir meu eu destroçado, meus dias em frangalhos atirado numa cama de lençóis verdes da cor dos azulejos do hospital. Vivo cada dia como se fosse mais um, debitando um por um a quantia de dias que tenho no saldo de Deus. Não quero ter a terrível sensação de não ter bens a acrescentar na conta final. Tenho o sonho de tecer um manto sagrado para me apresentar à divina comissão de julgamento e nele sustentar todo o bem que em Terra fiz, para que lá eu tenha acesso ao gozo que meu espírito necessita.

Preciso me resgatar desse abismo.

Queria resgatar-me, me entregar a um novo amor por inteiro, e não envolto num retalho de seda branca todo ensanguentado. Queria cicatrizar-me por inteiro e me apaixonar de novo, acima de tudo, por mim. Eu preciso me amar, me doar, e saber que só há vida se eu me importar comigo.

Me vejo no último andar de um prédio em construção e tento me jogar — a queda é amenizada. Quando tento me enforcar, a corda arrebenta. O tiro falha, a faca some, a veia some. Monges híbridos com anjos entoam canções sacras e batem suas asas para ungir-me a fronte e então libertar-me do suicídio consumado.

Tentei fugir de ti, utilizando todas as formas possíveis. Usei as piores drogas, bebi os venenos mais fortes, experimentei os piores castigos, transei com as piores pessoas, as que tinham os olhos verdes mais lindos depois dos seus, e nada. Nada. Você sempre estava ali, em cada gole, em cada tragada, em cada lençol, no canto, me espiando.

É um verdadeiro labirinto: ando, ando e canso. Paro e não encontro a saída. Você me deixou nesse mar de esquerdas e direitas sem saber por qual curva optar. Então eu me duplico e busco uma das alternativas necessárias para me achar. Sempre, por mais que eu tente, é inútil. Me confundo com o azul da TV e fico horas e horas em modo *standby* esperando um sorriso torto de alguém que tenha pena de mim, que se coloque em meu lugar e veja que o sofrimento tem reduzido a cada dia, em um monte de serragem e nada mais do que isso.

O tempo é implacável, a ele foi dado o poder de transformar realidades, de esmorecer em sofrimentos, de aplacar dores, de curar doenças, de morrer e de viver. O tempo nos faz prisioneiros da sua vontade e só a ele pertence o poder de mudar. Ele é o senhor soberano dos nossos destinos. A ele é dado o poder de decidir. A ele eu imploro em minhas orações que me deixe refazer-me, que me permita reconstruir-me e ser meu dono novamente. A um Deus que pode tudo eu clamo, me devolva a plenitude roubada, os sorrisos espontâneos, a vivacidade de um dia de domingo ensolarado, o gosto pelas flores amarelas, o bem-estar de uma música alegre, o prazer da diversão. Quero que me tomem tudo, menos isso, o prazer de viver.

Oh tempo, oh Deus, eu imploro, queiram vocês me devolver o sentido da vida!

12

Meus pés se molham na água turva que se achega, vindo não sei de que lago invisível. Um nó se forma em minha garganta e qualquer palavra me é impossível, minhas mãos começam a se incendiar num canto livre, chamas azuis que se transformam aos poucos em gigantes araras que sobrevoam minha cabeça e se assentam no galho mais alto daquele ipê cor-de-rosa que está sobre o morro. Uma a uma se desprendem de minhas mãos, alçam o voo mais sublime e perfeito, e numa rajada partem, acuadas e sem remorso. Sentam-se e parecem conversar sobre mim. Uma ao lado da outra trocam confissões, lembram-se do passado e prometem juras. São leais umas às outras, tendem à arrogância, mas não. Juntas se completam, se fartam, se beijam, se amam. As araras, dedos irreais voam e se pertencem, como a raiz à terra.

Os dedos dos meus pés se afogam na água turva e as chamas logo se apagam. Meus olhos marejam na esperança de. Vazio. Esperança, esperar. O tempo me consome, me coloca à margem de um abismo e me força a pular, quer que tudo acabe. Eu e o abismo. Ponta de pés prontos a andar no vazio.

— Aceita um cigarro? — Uma voz doce e enjoativa se achegava.

— Aceito — disse.

— Vai pular?

— Sim, daqui a pouco.

— Fume este antes — disse-me. Acendeu um cigarro de filtro amarelo e me alcançou.

— *Gracias!*

Dei uma bela tragada que emudeceu meus sentidos. Um elixir. Bálsamo de ilusão. Preenchimento momentâneo à beira do abismo. O vento soprava em meus cabelos, o fim de tarde se aproximava e eu ali entre o desconhecido e a vida, fumando um hollywood red.

A mesma voz doce com cheiro de.... de... jasmim? baunilha?, continuava a sondar-me as ideias.

— Vai mesmo pular? — perguntou.

— Acho que sim!

— E lá embaixo? A visão se confundia entre nuvens, pedras e vegetação. Um filete de água escorria por entre as rochas pontudas e frias.

— Lá embaixo o quê? — perguntei.

— Lá embaixo tem cheiro de morte. Lá é o nunca mais.

— Que bom, é só isso que eu preciso — falei.

— Bonito dia, né?

— Caralho! Quem é você? — Já estava me enchendo daquilo. Será que nem no próprio suicídio a gente pode ter privacidade?

— Deus.

— Hã?

— Deus. Eu sou Deus!

— Hã? — Dei mais uma funda tragada.

— É — disse-me.

— Deus não existe!

— Existe sim, estou aqui!

Dei as costas para aquele cara. Já não atinava mais com meus pensamentos. Um torpor me embriagava, a vida me botava contra a parede, me imprensava. Eu já vivia sob pressão, e vem um maluco brincando de Deus-todo-poderoso pra cima de mim?

— Pra cima de mim, não, babaca!

Um grito de rebeldia, de insatisfação, um grito que saía do chão mais longínquo da minha alma atingiu em cheio a cara do homem ao meu lado.

— O que é que Deus estaria fazendo aqui? Me vigiando? Me poupando a vida? Um Deus de carne e osso, mal vestido, e fedendo a hollywood red, que fuma um cigarro de filtro amarelo?

O homem ao lado só fumava e riscava com uma vareta a porção de terra que ficava entre as pernas, abertas em posição confortável. Vezenquando olhava pra mim e piscava. Gestos automáticos e involuntários. Chacoalhava a cabeça, assentindo e aceitando toda sorte de impropérios que eu lançava ao vento. Levantei-me, olhos em chamas, dedo indicador em riste, algo como uma baba inconformada escorria da minha boca, o cigarro no canto dos beiços.

— Se você fosse mesmo Deus, eu não estaria aqui neste momento. E nem você! Deus teria algo mais importante a fazer do que me importunar! Deus, um homem como você? Você dá vergonha a qualquer um! Um farrapo!

— Eu quisera por um instante... — tentou o homem.

— Você não quisera nada. Eu quisera muito! Mas tudo me foi tomado. Pela vida, pelo destino, por aquilo que você designa às pessoas, Senhor! — minha ironia se estendia e se cobria no homem à minha frente. Senhor, há, há, há! Senhor está no céu, se é que existe; velho barbudo e sentado num trono, cuidando dos seus bonequinhos de estimação aqui na Terra!

— Mas, filho...

— Filho o caralho! Deixa eu acabar com tudo isso. Preciso me perder, me acabar, preciso me refazer! Deus, se existisse, teria acreditado em mim, investido em mim, teria me dado uma segunda chance.

— Estou te dando uma segunda chance.

— Cala a boca! — Parti pra cima do homem e peguei em seu pescoço, asfixiando-o. — Já chega dessa história de Deus, seu merda! Acaba com essa palhaçada de uma vez, saia daqui e me deixe seguir meu rumo em paz — atirei-o longe.

O homem, se recompondo, esfregou o pescoço vermelho e, ofegante, disse entre dentes:

— Você não vai pular. Se quisesse já o teria feito!

— Você não sabe de nada — a raiva me consumia.

Olhei para o céu, milhares de fios dourados transpunham o horizonte e se quedavam num mar rosáceo feito de sombras e espumas. O sol já era coisa do passado. Montanhas negras e imponentes assomavam à minha volta. Éramos eu e meu destino, trançados, entrelaçados, costurados, juntos naquele penhasco. Tudo estava ao meu alcance, aquela paisagem era feita de papel, eu poderia rasgá-la, comê-la, eu poderia viver abraçado a ela para sempre. Deus a um canto me vigiava. A barba suja e fedorenta de meses, talvez anos. Um soco no estômago, um trago de resignação, um fel amargo que roía meus órgãos, que desaparecia em mim. Relâmpagos e trovoadas embalavam as folhas e jogavam terra escura em meus olhos. Galhos, árvores e estrelas dançavam sobre meu corpo prestes a ficar sem vida. Um passo antes do inferno.

Uma felicidade cretina me assomava, me excitava. Punha a mão sobre meu corpo e o acariciava. Uma tentação. Alguém mastigava a maçã do pecado. Eva nua ressurgia à minha frente, a gruta do pecado exposta, os seios com bicos eriçados, uma gosma pingava dentre suas pernas e se acumulava na terra. Eva lambendo a maçã, excitada, se contorcia. Piscava para Deus ao meu lado, em trapos, sujo e mal feito, vestido de homem. Eu tinha a chave da vida e jogava-a no desfiladeiro. Um mar de inconformismos me tomava as rédeas e me fazia girar e pensar sobre a existência humana. Abiogênese ou a teoria criacionista proposta pela Bíblia. Deus (o homem esfarrapado ao meu lado) ou a ciência. Quem estava certo?

Meu peito arfava e tudo estava imerso numa calda lúgubre, distante. Meu corpo sobre um caixão, nu e todo desfigurado. A queda. Roxo e em pedaços. Eva lambendo cada parte e juntando umas às outras. Alguém segura minha cabeça cadavérica e amarelada. Em meio às rezas, toma-me em suas mãos e me beija. Uma língua viva explora uma boca fedendo a podre. O podre da morte. Meus lábios sem vida colados aos lábios de quem? Um véu de renda branca cobre meu corpo estropiado. O céu se cola ao meu corpo. O caixão é fechado. Abismo. Estou à beira do abismo.

— Você não vai pular. Se quisesse já o teria feito!

Num ímpeto de coragem, cheguei até a beira do penhasco, abri os braços, fechei os olhos, pensei no rosto que me foi tatuado no coração e entreguei ao vazio. A queda livre me levava ao encantamento do desconhecido para explorar novas terras, novos cheiros, novas bocas. Momentos antes do choque fatal com o chão, sinto um peso às costas. Contra meu corpo está colado o corpo de Deus, a sua barba roça meu pescoço e a voz doce e enjoada me diz:

— Ainda não é chegada a hora!

Um barulho longínquo me toma e nos resgata. Um despertador. Hora de acordar.

13

Preciso ainda lhe dizer que, embora você tente brincar comigo, eu já não sou mais a tua válvula de escape. A tua fossa de sentimentos, aquele fantoche que você acha que manipulava e eu... acabava sempre caindo nas tuas idiotices infantilizadas. Hoje dou-me o crédito equilibrado de alguém crédulo na vida disposto a vencer. A luta se estende por toda a vida. Muitas batalhas existiram, nas quais vesti a roupa da derrota. Me vesti com o teu sangue, mas hoje purifico-me, me deixei filtrar, e tudo que sobra é a pele de um homem novo que vive todos os dias a angústia de estar vivo, mas que você já é apenas uma sombra na janela da minha alma. É feito um pássaro que sente o voo, mas que tomba de cara na poeira. E eu sou aquele pássaro que tentou te ensinar a voar e você não compreendeu. Não me prendo mais, hoje eu me pertenço, hoje eu existo, hoje eu sou alguém disposto a lhe dar apenas algumas laudas como a lembrança de tudo. Essas palavras são a única ligação que ainda me prende a ti.

O céu é um emaranhado do mundo, é o intestino de Deus; não só hoje, mas todo dia quero acordar sem o compromisso de saber que você vive, ou mesmo que eu vivo. Somos trilheiros deste caminho desconhecido, deste novelo de problemas, destas inúmeras contas que temos de pagar todo mês. Somos reféns destes problemas que alguém nos concede, mesmo aqueles que arranjamos.

Todos temos direito à vida, à liberdade, embora haja quem não entenda o significado literal dessas palavras. Há quem possa entender o destino, há quem tenha sua vida sob controle — mas a minha? Apenas dormir e acordar pra ver no que dá. A idealização concreta do que se chama viver sem compromisso. Intimamente não acredito que este conjunto de palavras me faça diferente, mude alguma coisa em mim, na minha vida. No entanto, sei que de alguma forma irão operar algo em ti. Ao ler cada uma destas linhas você verá o quanto já fui dependente da tua caridade, e hoje nem sequer me lembro da vida que você me ofereceu.

Somos como a música, um sopro leve, distante, moldados por diversas mãos que deixam marcas, cicatrizes, lembranças — boas ou ruins. São essas as cicatrizes que importam, o fato de termos tido um presente, a oportunidade de estarmos vivos e ficar cara a cara com o destino que nos foi consagrado.

Nossas pequenas vitórias acontecem todo dia!

Blues, um martíni rosé e um cigarro, para mim a combinação perfeita, lembra? É, talvez não.

Agora, meu querido, tenha a certeza: não me tornarei aquele verme que implora amor. Isso nunca. Sou um ser que tende a ser autossuficiente. É como diz aquele pequeno fragmento: É PRECISO SER IMENSO PARA SER SOZINHO. Não é que eu seja imune ao amor, ou que não o tenha. É que o meu amor não é destinado aos fracos, os que caem no primeiro passo, mas para aqueles que arriscam, que sabem fazer valer a pena, mesmo em trinta minutos. O meu amor é para aqueles que sabem te arrebatar nos pequenos momentos de entrega e não nos momentos de promessa, nos momentos falhos de excitação. Todo mundo ama quando goza.

O amor não é para os fracos.

É entrega. É gratidão. É fazer do amor um fazer amor constantemente.

Você acredita no amor? Há possibilidade mesmo remota de haver uma entrega de sua parte? Ou você só se entrega à diversão? Há tantas perguntas que já formulei sobre você a cujas respostas me é impossível chegar, e te digo, francamente, que hoje já nem me interessam mais.

Te entrego tudo de bom que já me deu. Vá, leve a alguém, embrulhe, coloque uma fita azul, um papel de presente brilhante. Entregue. Se desfaça. Faça como eu. Dê asas. Torne isso sua pequena vitória, seu momento de glória. Despeje-se, esvazie-se, tire todo resquício de mim daí. Se doe. Prepare-se para a próxima e viva. Viva em paz e me tome apenas por uma lembrança de uma vida passada.

Eu me torno hoje apenas um resquício, me transformo, me permito ser, enquanto outros nunca foram e outros ainda serão. Me tire daí, me tranque do lado de fora, me prenda pra sempre no lado de fora desse coração. Eu te imploro!

Só escrevo para que me deixe... me deixe seguir em frente, viver o resto desta minha vida ignóbil e sem sucessos. Apenas isso.

Talvez tudo isso sejam coisas da minha imaginação, mas eu preciso me livrar de tudo! Dá-las ao papel, que me compreende, aceita todas as minhas emoções fragilizadas, os meus insucessos, as minhas frustrações, meu ego extrapolado.

• • •

www.editorainverso.com.br
facebook.com/editorainverso
@editorainverso
(+55 41) 3254-1616 e 3538-8001